全国职业培训推荐教材
人力资源和社会保障部教材办公室评审通过
适合于职业技能短期培训使用

环卫保洁基本技能

（第二版）

主编　张立静　张　燕

U0322481

中国劳动社会保障出版社

图书在版编目（CIP）数据

环卫保洁基本技能/张立静，张燕主编. -- 2 版. -- 北京：中国劳动社会保障出版社，2018

职业技能短期培训教材

ISBN 978-7-5167-3403-2

Ⅰ.①环… Ⅱ.①张…②张… Ⅲ.①城市环境-清洁卫生-技术培训-教材 Ⅳ.①R126

中国版本图书馆 CIP 数据核字(2018)第 072338 号

中国劳动社会保障出版社出版发行

（北京市惠新东街 1 号　邮政编码：100029）

*

北京谊兴印刷有限公司印刷装订　新华书店经销

850 毫米×1168 毫米　32 开本　4.25 印张　103 千字

2018 年 4 月第 2 版　2022 年 10 月第 4 次印刷

定价：**11.00 元**

读者服务部电话：（010）64929211/84209101/64921644

营销中心电话：（010）64962347

出版社网址：http://www.class.com.cn

前言

　　职业技能培训是提高劳动者知识与技能水平、增强劳动者就业能力的有效措施。职业技能短期培训，能够在短期内使受培训者掌握一门技能，达到上岗要求，顺利实现就业。

　　为了适应开展职业技能短期培训的需要，促进短期培训向规范化发展，提高培训质量，中国劳动社会保障出版社组织编写了职业技能短期培训系列教材，涉及二产和三产百余种职业（工种）。在组织编写教材的过程中，以相应职业（工种）的国家职业标准和岗位要求为依据，并力求使教材具有以下特点：

　　短。教材适合 15～30 天的短期培训，在较短的时间内，让受培训者掌握一种技能，从而实现就业。

　　薄。教材厚度薄，字数一般在 10 万字左右。教材中只讲述必要的知识和技能，不详细介绍有关的理论，避免多而全，强调有用和实用，从而将最有效的技能传授给受培训者。

　　易。内容通俗，图文并茂，容易学习和掌握。教材以技能操作和技能培养为主线，用图文相结合的方式，通过实例，一步步地介绍各项操作技能，便于学习、理解和对照操作。

　　这套教材适合于各级各类职业学校、职业培训机构在开展职业技能短期培训时使用。欢迎职业学校、培训机构和读者对教材中存在的不足之处提出宝贵意见和建议。

人力资源和社会保障部教材办公室

简介

　　本书是为适应环卫保洁的实际工作需要，在《环卫保洁基本技能（第一版)》的基础上修订而成，最主要的变化是增加了绿地保洁的内容，对水域保洁操作内容进行了完善，并根据行业发展对设备工具和保洁方法进行了与时俱进的更新，使教材内容更加科学、合理。

　　本书是环卫保洁员培训教材，首先介绍了环卫保洁员的岗位常识，然后详细介绍了城市道路清扫保洁、公厕保洁及管理、生活垃圾的收集清运、绿地和水域的清洁保洁等核心操作技能。

　　本书配有丰富直观的图片，文字通俗易懂，便于读者轻松学习，适于职业技能短期培训使用。通过培训，初学者或具有一定基础的人员可以达到上岗的技能要求。

　　本书由张立静、张燕主编。

目录

第一单元　岗　位　认　知

模块一　环卫保洁工作范围、特点及意义

日常生活中，无论是在公园里或道路旁，还是在写字楼和居民小区里，我们都可以看到环卫保洁员勤劳的身影。人们的生活已经离不开保洁工作。很多人都认为环卫保洁员的工作没有什么技术含量，其实不然，环卫保洁员作为一种职业，有明确的行业规范和职业要求。

一、环卫保洁员岗位分类及保洁场所分类

环卫保洁员是指从事公共区域环境及设施清洁、保养的人员。主要工作岗位包括公共区域保洁（见图1—1a）、道路清扫（见图1—1b）、公厕保洁（见图1—1c）、绿地保洁和水域保洁等。

1. 公共区域保洁

公共区域保洁的保洁场所包括工作场所和公共场所两大类。工作场所包括大堂、卫生间等，公共场所包括医院、超市、学校、庭院、停车场等。不同场所的环境特点不一样，保洁项目及清洁标准也有所区别。

2. 道路清扫

道路清扫的保洁场所包括城市道路和广场两大类。城市道路包括城市外公路、城市内干道、环路、街道等，设有机动车道、非机动车道、人行道等。在大、中型城市里，机动车道一般由扫路机清扫，非机动车道和人行道由保洁员进行人工清扫。广场是指城市内广场、街头绿地、公共建筑群中建设的集散场地、大型

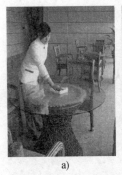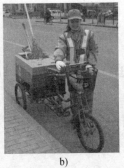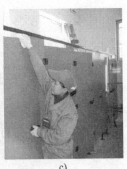

图 1—1　环卫保洁员的主要工作岗位

a）公共区域保洁员　b）道路清扫工　c）公厕保洁工

建筑物周边的公共休息场地等室外公共场所。

3. 公厕保洁

公厕保洁工作主要包括公厕的保洁和公厕的相关服务两个方面。在我国，政府投资管理的公厕占到公厕总量的 90% 以上。这些公厕在政府投资建设完成后，由政府所属的环卫部门或公司对其进行保洁和管理。

4. 绿地保洁

绿地保洁的保洁场所主要包括街头绿地、公园和城市绿化带等。绿地保洁的工作内容较多，包括绿植残枝败叶的清理，铺装地面的清扫，垃圾桶、座椅、草坪灯和园林小品的擦拭保洁等。

5. 水域保洁

水域保洁的保洁场所包括城市的河流、湖泊等水域。本书介绍的水域保洁只涉及最基本的水面漂浮物的清除、打捞等工作内容。

道路清扫和公厕保洁都是环卫行业中的重要工作，保持了城镇公共空间环境卫生的整洁，为人们生产、生活的改善创造了良好的环境条件。

二、环卫保洁员的主要工作内容

环卫保洁员的主要工作内容包括：除尘、消毒、清运垃圾、除污养护、公共卫生间服务、公共卫生间设施管理、灭杀有害生物、绿地清洁与保洁、水域清洁与保洁九大块（见表1—1）。每个岗位的环卫保洁员根据岗位需求掌握具体工作技能，比如道路清扫工需要重点掌握室外除尘、室外消毒、垃圾收集和运输等技能，公厕保洁工需要重点掌握室内除尘、室内消毒、提供如厕服务、公共卫生间日常管理和紧急情况处理等技能。

表 1—1　　　环卫保洁员主要工作内容及要求

工作内容	工作技能	技能要求	相关知识要求
除尘	1. 室内除尘	1. 能根据作业要求备齐保洁工具和清洁剂 2. 能自查作业质量 3. 能清理作业现场 4. 能巡查并维护作业现场	1. 掌握室内除尘工具的种类和适用特点 2. 掌握室内除尘的各类方法 3. 掌握室内布置作业现场的知识
	2. 室外除尘	1. 能根据作业要求备齐保洁工具和清洁剂 2. 能对道路进行清扫 3. 能自查作业质量 4. 能巡查并维护作业现场	1. 掌握室外除尘工具的种类和特点 2. 掌握室外非电动除尘工具的使用方法 3. 掌握室外除尘清洁剂的种类和特点
消毒	1. 室内消毒	1. 能对设施表面进行消毒 2. 能对设备表面进行消毒 3. 能对公共卫生间进行消毒 4. 能对电梯间进行消毒 5. 能对滚梯扶手进行消毒	1. 掌握各类消毒工具的使用方法 2. 掌握各类消毒药液的使用方法 3. 掌握各种室内消毒作业的作业流程 4. 掌握各种室内消毒作业的质量标准 5. 掌握化学溶剂配制知识

工作内容	工作技能	技能要求	相关知识要求
消毒	2. 室外消毒	1. 能对楼宇外围广场进行消毒 2. 能对垃圾桶、作业工具（车）进行消毒	1. 掌握各种室外消毒作业的作业流程 2. 掌握各种室外消毒作业的质量标准
清运垃圾	1. 垃圾收集	1. 能收集作业产生的垃圾 2. 能收集巡查发现的垃圾	1. 掌握各类垃圾收集工具的使用方法 2. 掌握垃圾收集的作业流程 3. 掌握垃圾收集的质量标准
	2. 垃圾装载	1. 能对垃圾进行分类 2. 能分类装载垃圾	1. 掌握各类垃圾装载工具的使用方法 2. 掌握垃圾分类标准 3. 掌握垃圾装载的作业流程 4. 掌握垃圾装载的质量标准
	3. 垃圾运输	1. 能运输垃圾到指定地点 2. 能采取措施防止垃圾遗撒	—
除污养护	污渍识别与清除	1. 能识别常见被清洁物的材质 2. 能识别常见污渍 3. 能选择除污作业工具和清洁液	1. 掌握除污作业工具的种类和适用特点 2. 掌握除污作业药剂的种类和适用特点 3. 掌握常见材质的受污特点

工作内容	工作技能	技能要求	相关知识要求
公共卫生间服务	1. 提供如厕服务	1. 能指导如厕人员正确使用厕内各种设施 2. 能对老人、孕妇、儿童和残疾人如厕提供服务	1. 掌握厕内各种设施的使用方法 2. 掌握简单的护理知识
	2. 日常管理	1. 能识别厕内各种设施的运行状态 2. 能统计每日水电用量 3. 能做好交接班记录	1. 掌握公共卫生间日常管理规范和卫生标准 2. 掌握水表、电表等仪表的读数方法 3. 掌握公共卫生间内各种设施常识
	3. 紧急情况处理	1. 遇火情、匪情等紧急情况时，能及时报警 2. 遇跑水、设备故障等情况时，能及时报修，并采取应急措施，防止损失扩大	1. 掌握地理方位常识 2. 掌握紧急情况应对知识
公共卫生间设施管理	1. 日常管理	1. 能监控公共卫生间设备的工作状态，发现异常及时报修 2. 能操作公共卫生间的设备，确保能够正常使用	1. 掌握太阳能设备常识 2. 掌握水处理工艺常识 3. 掌握电控知识
	2. 设施维护	1. 能对公共卫生间的设备进行维护 2. 能向专业维修人员准确描述故障现象 3. 能向维修人员提出维修建议	1. 掌握设备维护知识 2. 掌握设备故障常识
灭杀有害生物	识别有害生物	1. 能辨认有害生物 2. 能实施虫害控制方案	掌握常见灭虫工具和药剂的使用方法

工作内容	工作技能	技能要求	相关知识要求
绿地清洁与保洁	绿地清洁与保洁	1. 能根据作业要求备齐清洁工具 2. 能对绿地进行清扫 3. 能自查作业质量 4. 能巡查并维护绿地卫生	1. 掌握绿地清洁保洁工具的使用方法 2. 掌握绿地清洁保洁工具的种类和特点
水域清洁与保洁	水域清洁与保洁	1. 能根据作业要求备齐清洁工具及设备 2. 能对水面进行清洁作业 3. 能自查作业质量 4. 能巡查并维护水面卫生	1. 掌握水域清洁保洁工具及设备的使用方法 2. 掌握水域清洁保洁工具及设备的种类和特点 3. 掌握救生设备的种类和特点 4. 掌握救生设备的使用方法

三、环卫保洁员的职业特点及从业要求

1. 遵守规章制度

环卫保洁员是在公共场所面向业主或者大众进行服务的，其行为举止不仅代表个人形象，还代表所处工作环境的形象，因此遵规守纪不仅是维护环卫保洁员这一职业形象的需要，更是保洁工作能顺利进行的基本保证。

（1）遵守岗位时间安排，按时清洁卫生项目。不同岗位对清洁时间有固定的规定，保洁工作的时间安排要遵守这项规定。

（2）环卫保洁员在使用清洁工具时要注意保护清洁工具，按照清洁工具的操作要求进行操作，并学会控制易耗品的使用量；清洁完毕后，把清洁工具和用品整理好，需要入库的按规定入库保存。

（3）环卫保洁员要服从工作安排，不得擅自离开工作岗位，上班期间应时刻保持工作状态。

（4）环卫保洁员如果生病或有事不能上班，要先向上级请假，得到批准后才可以休息，无故不请假则视为旷工。

（5）环卫保洁员在工作中若遇到突发事件，应保持镇定，注意安全，同时保证自身安全和顾客安全。

2. 扎实掌握并不断提升职业技能

（1）除需掌握职业技能外，环卫保洁员还需掌握保洁工作的操作流程和作业规范，在工作中严格按规范步骤完成工作区域内的清洁和保养工作。

（2）对工作中的技术困难要积极请教，主动学习并适应新技术，不断提高自己的工作技能。

3. 文明服务

环卫保洁员文明礼貌的表现直接反映其职业道德水平和文明服务程度。

（1）讲文明、懂礼貌，任劳任怨，吃苦耐劳。

（2）文明作业，作业过程中若不慎给居民带来不便，如清扫街道时不可避免地扬起少量灰尘，厕间维修导致厕位紧张等，环卫保洁员要耐心解释。

模块二　环卫保洁员职业道德

随着城镇化进程的加快，城市面积在不断扩张，生产、生活废弃物的数量急剧增加，与此同时，人们对环境卫生质量的要求也越来越高。巨大的工作量和高标准的要求，使得环卫保洁工作任务繁重、责任性强。唯有具备"宁愿一人脏，换来万家净"的无私奉献精神，在工作中服从分配，服从管理，严格遵守操作流程，环卫保洁员才能履行好清洁城市、美化环境、造福人民的职责。图1—2～图1—4所示为辛勤工作的环卫工人。

环卫保洁员的职业道德是指环卫保洁员在工作中应遵循的行

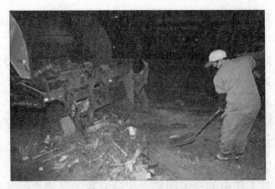

图 1—2　环卫保洁员牺牲合家团聚的年夜饭时间，
清除短时间产生的大量烟花爆竹垃圾

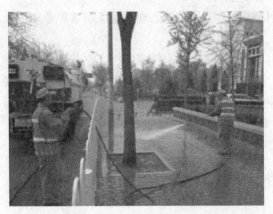

图 1—3　环卫保洁员不仅要清扫，还要定期
冲刷人行道，以减少路面尘土

为规范，是环卫保洁员精神风貌和人格魅力的集中体现。在此，提出"爱岗敬业、规范作业、文明礼貌、团结协作、节俭高效、勤学创新、奉献社会"这二十八个字作为环卫保洁员的职业道德要求。

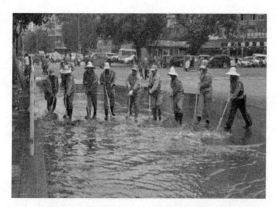

图1—4　除日常清扫道路外，环卫保洁员还负责推扫积水、
扫雪铲冰、清理落叶、铲除小广告等工作

一、爱岗敬业

爱岗敬业就是"干一行、爱一行、钻一行"，对所从事的职业怀有热爱之情，始终保持积极乐观的态度，在工作中找到人生的意义和乐趣。手艺有高低，职业无贵贱，再平凡的岗位也能铸就一座丰碑。

【案例】

敬业者，人恒敬之。日本东京羽田国际机场保洁员新津春子在2016年成了中国的"网红"。这或许跟她出生在中国的中日混血儿身份有关，但真正让网友感动的，是她把保洁工作做到极致的态度。也因为最会打扫卫生，她被封为日本"国宝级匠人"。在新津春子和同事们的努力下，东京羽田国际机场数年来被评为"世界最干净机场"（见图1—5、图1—6）。

成为"国宝级"保洁员真的不简单！首先要有强大的知识储备。新津春子可以对80多种清洁剂的使用方法倒背如流，也能够快速分析污渍产生的原因和组成成分；同时练就超强的清洁技术。NHK（日本放送协会）专门为新津春子拍摄的纪录片中，记录了她处理不锈钢饮水台的过程。饮水台上粘着的漂白粉必须

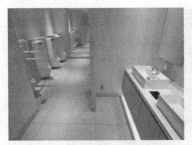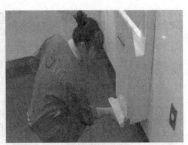

图1—5　机场的卫生间干净　　　　图1—6　清理干手器下面的
　　　　到令人窒息　　　　　　　　　　　　排水沟缝

使用强酸洗液去除，但如果强酸停留的时间过长，则可能产生腐蚀作用，反而使不锈钢失去光泽。新津春子恰恰能掌握最佳时间，在溶解去除漂白粉的同时，迅速冲掉强酸洗液，让饮水台恢复以往的光泽；要做到这一点，不仅需要把控时机，还要注意精细入微的细节操作。此外，新津春子不仅仅是把设施表面看得见的部分清洁干净，平时看不见的部分也是她的清洁范围：除菌、除臭、烘干……越小的细节她越认真对待。

新津春子凭借自己的努力取得了"日本国家建筑物清洁技能士"资格证书，不久被换到技术监督管理岗位，负责培训机场的700名清洁工，有时也会应邀去解决公共设施或家庭的顽固污迹，因此成为日本家喻户晓的明星。

作为环卫保洁员，爱岗敬业就是树立"我是城市美容师"的职业荣誉感，以积极的心态对待工作，享受工作的乐趣，明确"保证城市功能的正常运转和保障人民的身体健康"这一神圣的职业责任，遵守劳动纪律，服从工作安排，尽职尽责，精益求精，为广大群众提供优质的环卫服务。

二、规范作业

环卫行业的规范作业要求是在长期的职业实践活动中形成的，是根据社会对城市环境卫生的服务需求和环卫行业健康持续发展的需要而设立的。环卫行业的规范作业要求不仅能有效帮助每一位职工更快更好地掌握工作技能，熟悉作业标准，提高工作效率，而且使环卫行业管理有章可循，促进环卫管理不断朝着制度化、规范化和科学化的方向发展。

【案例】

陈扣娣担任上海市普陀区环卫局作业一队宜川女子清道班班长一职期间，凭借多年的工作经验，在班内推出"五分钟工作提示法"和"八扫六清一通"的道路保洁作业规程。

"五分钟工作提示法"，即在员工出工前5分钟进行工作提示。主要内容包括：安排任务，提出重点，重温规范达标要求，提醒安全防范意识，严格执行道路保洁作业规程。多年来，班组从未发生过一起安全事故。

"八扫六清一通"的道路保洁作业规程为：头遍先普扫，绿化地主动扫，有风顺风扫，无风两头扫，商店门口来回扫，公交车站招呼扫，沟底灰沙用力扫，窨井墙角不漏扫；做到路面清、沟底清、沟眼清、人行道清、花坛周围清、墙角清和沟眼通。这种操作方法增强了对道路动态保洁的灵活性，在当时得到了大力推广和使用。

陈扣娣刻苦钻研环卫作业技术与操作技能，在清道保洁操作等级考试中，她获得了"特级工"的最好成绩。在行业规范达标活动中，她以"规范服务示范表演"博得了评委和观众的阵阵喝彩。

规范作业意味着安全、高效、达标。每一位环卫保洁员都要增强规范意识，遵守规章制度，严守操作规程，严格执行质量标准，从而提高工作质量和效率。

三、文明礼貌

文明礼貌是指人们在社会交往过程中表现出来的对人谦卑、恭敬的态度和行为。在文明礼貌的基础上，形成了特定的交往礼仪规范，以指导人们的日常行为。文明礼貌不仅是对每个公民的要求，也是对各行各业从业人员的基本要求，特别是在服务行业，文明礼貌是从业人员的基本准则之一。对于环卫保洁员来讲，文明礼貌不仅有助于工作人员之间建立和谐的人际关系，还有助于开展作业，从而提升环卫行业的整体形象。因此，环卫保洁员要全面提高个人素质，学习文明礼仪，从言谈举止、待人接物、仪容仪表等方面加强自身修养，使自己成为一个懂礼貌、善沟通、能胜任本职工作、受人尊重和欢迎的好员工。

环卫保洁员文明礼貌的具体表现为：统一着装，着装整洁无异味；佩戴胸卡；忌躯体过分暴露，不穿露趾、露脚跟的凉鞋、拖鞋上岗；保持面部干净整洁。礼貌和善，热情友好，乐于助人，语言自然、亲切。工作守时，安全文明作业，尤其要注意设置交通警示标志，佩戴安全警示标志，合理安排作业方式，与市民发生摩擦时要做到"得理让人"，尽量做好控尘减尘，不扰民。

总之，环卫保洁员身处第一线工作，接触千家万户和各行各业的人，要尽可能地用自己的一个微笑、一声问候、一腔热情去感染身边的人，真正做到服务从我做起，从一点一滴做起，以实际行动树立起环卫人的良好形象。

【案例】

刘桂平是北京市丰台区南苑环卫所的一名环卫女工，她所在的班组负责东高地一带30多条道路的清扫工作。由于处于交通枢纽地带，商业网点密集，流动人口繁杂，道路清扫保洁工作难度较大，也容易与周边的人产生摩擦。刘桂平用微笑温暖了大家的心，用微笑化解了误会和矛盾，用微笑树起了环卫人的形象。

身为班长，每天清晨她都用穿戴整洁的工作服和友善的微笑为大家做出表率；路过每一家商铺，热情问候之后，她都会主动将其门前的垃圾带走；遇到问路、求助的人，她都会耐心地给予帮助……刘桂平总结出了一套既高效又文明的"清扫经"——重点路段勤打扫，人多之处见空扫，垃圾多时突击扫，饮食摊旁轻轻扫，灰尘多时压着扫。

文明作业，礼貌待人，刘桂平赢得了大家的尊重。2013年，她被授予2011—2012年度"首都精神文明建设奖"。

四、团结协作

随着环卫事业现代化进程的加快，环卫队伍的分工越来越细，工种和岗位越来越多。在这一形势下，要充分发挥环卫保洁员的集体智慧和力量，有计划、有组织地协调和调动各个专业队、班组和每个职工的团结精神，从而形成一支团结高效的职业队伍。

相互尊重是团结协作的基础。对同事要以诚相待，以礼相待，相互尊重、爱护、宽容、礼让，营造和谐温暖的工作氛围。

相互帮助、与人为善是团结协作的关键。同事之间应该在生活上互相关心，在工作上互相帮助。遇到问题时相互"补台"，少埋怨，多自省。

相互协作、成就大局是团结协作的核心。每个环卫人都要顾全大局，齐心协力，在互助中发展。相同岗位之间需要协作：两个路段的保洁员在交接处应互相多扫十米，避免漏扫。相关岗位之间也需要协作：垃圾清运工在装卸垃圾后应将垃圾桶复位，尽量避免遗撒，配合道路清扫保洁工作。团结协作的最终目标是提升环卫作业质量。

【案例】

北京市延庆区环卫中心清扫保洁队现有女职工400多人，占到总人数的80%。他们队风的第一条就是：尊重自己，尊重同伴。尊重自己即尊重自己的岗位，用"城市美容师"的标准要求自己；尊重同伴即与人为善，真诚相待，不仅仅在工作上互相支持，生活上也互相关心。盛夏酷暑，队长会及时通知食堂煮好绿豆汤，并亲自开车送到每个班组。如果有人身体不舒服，班组同事会主动提出顶班。

清扫保洁队规定了工作中的几个互扫点：两个路段的保洁员在交接处必须互扫十米，保证本队负责的道路无漏扫；保洁队负责的干道与街道办事处环卫队负责的胡同及背街小巷交接处，必须互扫十米，保证不同级别道路交叉处不漏扫；道路清扫工遇公共卫生间必须扫至建筑物墙基处，与公厕保洁员公厕外三米的责任区重叠；人行道与绿地相邻的路段，要向绿地延伸一米捡拾垃圾，保证环卫与绿化负责的区域交接处不漏扫……细节决定成败，清扫保洁队的员工们凭着顾全大局、团结协作的精神，将工作中的每一个细节做到位，成就了延庆区的优美环境！每一次环境综合整治，每一次作业质量联合检查，每一场严冬里的扫雪铲冰，每一场夏季暴雨里的推水抗涝，清扫保洁队都能团结一心地投入工作，出色地完成各项任务！

2016 年，延庆区环卫中心清扫保洁队被中华全国妇女联合会授予"巾帼文明岗"荣誉称号（见图1—7）。

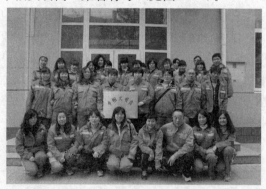

图1—7　延庆区环卫中心清扫保洁队荣获"巾帼文明岗"荣誉称号

五、节俭高效

节俭高效有助于降低环卫行业的运行成本，有效降低环卫工作中的人力、物力和时间消耗，提升效率，从而提高环卫企业的效益和环卫职工的福利。

对环卫保洁员来说，节俭高效就是要求环卫职工勤恳工作，自觉珍惜公共财产，合理使用工具，妥善保管工具，抵制损坏和偷盗公物的行为；节约资源，减少浪费；勤勉工作，合理安排时间，工作不拖沓；苦练技能，提高工作绩效，适应行业发展，提升作业效率。

【案例】

北京市劳动模范、北京环卫集团调度员崔红旗的车队肩负着本单位二分之一的环卫作业任务。在他看来，作为一名优秀的调度员，应该熟悉每一个作业路段，结合上水点、卸土点、车辆掉头点等科学安排作业路段，减少空驶里程，增加有效作业时间。在他的不懈努力下，车队空驶里程大幅减少，间接节省燃油用量，减少小修频次，降低了作业成本。

六、勤学创新

战斗在一线的环卫保洁员，无论在什么岗位上，要想适应社会发展，就必须与时俱进、更新观念。如果不善于学习，技艺不精，缺乏创新精神，就很难满足工作要求，更不可能取得突出成就。

环卫保洁员勤学创新的具体表现为：培养自信心、事业心和做事的恒心，把职业当成事业去做，不是空喊口号，而是将工作要求一点一滴地体现在实际行动中；敢于竞争，理性分析现状，迎接挑战，正确理解竞争，勇于面对竞争，抢抓机遇，尊重对手；立足岗位，提高技能，努力学习，勤于思考，钻研业务，尝试改进劳动工具和操作流程。

【案例】

北京市西城区地处北京市中心区，对环境卫生要求极高。西城区环卫中心首创了道路清扫保洁作业新工艺，即道路作业的"洗、冲、刷、收"综合清扫工艺：道路机械化清扫、冲刷在夜间进行，白天采用机动车道喷雾降尘（见图1—8）、人行步道清扫保洁，并定期对人行步道、道牙、灯杆和垃圾桶进行清洗（见图1—9）。按照"防尘、控尘、干净、整洁"的标准，采取3班次24小时不间断组合作业的模式。

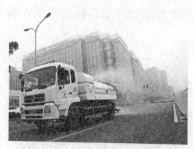
图1—8　西城区环卫中心洒水车正在进行喷雾降尘作业

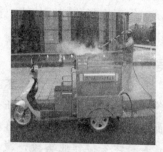
图1—9　西城区环卫中心定期清除灯杆和垃圾桶上的小广告，实现立体保洁

经过几年的探索实践，西城区环卫中心道路清扫保洁作业新工艺凸显出很多优势：夜间清扫、冲刷作业缓解了道路拥堵；定期冲刷人行步道和道牙减少了路面扬尘；清洗垃圾桶和灯杆实现了立体保洁，全面提升了城市环境卫生水平；喷雾降尘作业有助于空气质量的提高……新工艺很快在全市推广开来，并写入了北京市地方标准《城市道路清扫保洁质量与作业要求》（DB11/T 353—2014），于2015年正式施行。

七、奉献社会

环卫行业承担着"清洁城市、美化环境、服务当代、造福子孙"的重任。环卫一线保洁员如果缺乏奉献精神，是不可能履行好这一社会责任的。长期以来，正是靠着以时传祥、高素芳、祖秀兰等为代表的广大环卫一线工作者的辛勤劳动和无私奉献，我国环卫事业才获得了很大的发展，赢得了全社会的尊重。

奉献的特征是：非功利性、普遍性和可为性。要把奉献社会的精神落实到具体的行动上，最普遍、最直接、最有效的途径，就是千千万万名环卫职工能够自觉、主动地在工作岗位上，培养对群众的爱心，"多想一点点""多干一点点"，同时要有为大家和大爱而牺牲小家和小爱的精神和境界。

【案例】

北京市丰台区大红门地区属于服装批发市场集中区域，行人多、运货车辆多，道路清扫保洁作业难度大。大红门环卫所副所长赵宏生从抓检查入手，促使各班组想方设法地改进作业流程，提升工作质量。他全年无休，每天穿着环卫工装，骑着一辆斑驳笨重的电动车，车上驮着垃圾桶、带着捡拾夹，车筐里还装着一大瓶子水，风尘仆仆地穿行在一条条马路、一座座公厕之间，一转就是大半天，被同事们戏称为"丰台跑男"。赵宏生还有个绰号叫"雷达眼"，每到一条路上，他就前后观察，左右扫视，路上任何状况都逃不过他的一双眼睛。他总是一下子就能发现树坑里的烟头，绿篱中的垃圾。路上碰到班组长、保洁员们，他总是细心地叮嘱大家注意安全，多喝水。可谁作业马虎，质量不过关，他也会毫不留情地一一指出，绝不姑息。单是骑车查路就够辛苦的了，可赵宏生还给自己安排了每周例行的徒步检查日，美其名曰"长走锻炼运动"，其实这是为了能和工人细致深入地沟通。

这样的工作赵宏生一干就是十年，他将所有的时间和精力都献给了环卫工作，节假日从未休息过。面对家人的目光，赵宏生是惭愧的，但他说："一家人少吃顿团圆饭当然可惜，可是大红门几十条马路一天不干净就会影响几十万人的出行啊，还是先照顾大家吧！"赵宏生凭着勇于担当的奉献精神和爱岗敬业的坚毅品格，于2016年被评为北京市优秀共产党员。

国家主席习近平在看望环卫工人时说："逢年过节，你们最辛苦。环卫事业是神圣事业、高尚事业，我也是北京市民，我代表北京广大市民向你们表示感谢。希望你们发扬时传祥'宁愿一人脏，换来万家净'的精神，让北京更美丽。"

模块三 环卫保洁员应知法律常识

与环卫保洁员工作密切相关的法律有《中华人民共和国劳动合同法》《中华人民共和国道路交通安全法》《中华人民共和国道路交通安全法实施条例》《中华人民共和国治安管理处罚法》和《城市市容和环境卫生管理条例》。了解和学习这些法律法规和条例，不仅有助于环卫保洁员了解自身的权利和义务，保护自己的合法权益不受侵害，构建和谐稳定的劳动关系，还有利于保洁工作安全、顺利地进行，更好地为人民群众服务。

一、《中华人民共和国劳动合同法》

该法于 2007 年 6 月 29 日发布，2008 年 1 月 1 日起施行。2012 年 12 月 28 日，第十一届全国人民代表大会常务委员会第三十次会议通过《全国人民代表大会常务委员会关于修改〈中华人民共和国劳动合同法〉的决定》，自 2013 年 7 月 1 日起施行。

该法对劳动合同的订立、履行、变更、解除和中止等做了详尽的规定。对完善劳动合同制度，明确劳动合同双方当事人的权利和义务，保护劳动者的合法权益等意义重大。

劳动合同的订立和解除必须遵守《中华人民共和国劳动合同法》，劳动合同中的内容必须与《中华人民共和国劳动合同法》中的相关条款规定一致，否则视为无效合同。

通俗地讲，环卫保洁员在遇到这些问题时需要求助《中华人民共和国劳动合同法》：什么情况下应该签订劳动合同？劳动合同应包含哪些内容？用人单位招工时是否可以收取证件和报名费？单位是否可以违反约定不发工资、强令加班或随意更改合同？有了合同是否劳动者就可以不遵守纪律、不完成工作，用人单位也对他没办法？劳动者是否可以在这家单位出工不出力，却同时给另一家单位干活？女职工孕期、产期、哺乳期应该受到哪些保护？解除劳动合同有什么程序？什么情况下用人单位不得解除合同？等等。

1. 关于劳动合同的订立，《中华人民共和国劳动合同法》有如下规定：

（1）用人单位招用劳动者时，应当如实告知劳动者工作内容、工作条件、工作地点、职业危害、安全生产状况、劳动报酬，以及劳动者要求了解的其他情况；用人单位有权了解劳动者与劳动合同直接相关的基本情况，劳动者应当如实说明。

（2）用人单位招用劳动者，不得扣押劳动者的居民身份证和其他证件，不得要求劳动者提供担保或者以其他名义向劳动者收取财物。

（3）建立劳动关系，应当订立书面劳动合同。已建立劳动关系，未同时订立书面劳动合同的，应当自用工之日起一个月内订立书面劳动合同。用人单位与劳动者在用工前订立劳动合同的，劳动关系自用工之日起建立。

（4）劳动合同应当具备以下条款：

1）用人单位的名称、住所和法定代表人或者主要负责人；

2）劳动者的姓名、住址和居民身份证或者其他有效身份证件号码；

3）劳动合同期限；

4）工作内容和工作地点；

5）工作时间和休息休假；

6）劳动报酬；

7）社会保险；

8）劳动保护、劳动条件和职业危害防护；

9）法律、法规规定应当纳入劳动合同的其他事项。

劳动合同除前款规定的必备条款外，用人单位与劳动者可以约定试用期、培训、保守秘密、补充保险和福利待遇等其他事项。

（5）下列劳动合同无效或者部分无效：

1）以欺诈、胁迫的手段或者乘人之危，使对方在违背真实意思的情况下订立或者变更劳动合同的；

2）用人单位免除自己的法定责任、排除劳动者权利的；

3）违反法律、行政法规强制性规定的。

对劳动合同的无效或者部分无效有争议的，由劳动争议仲裁机构或者人民法院确认。

2. 关于劳动合同的履行和变更，《中华人民共和国劳动合同法》有如下规定：

（1）用人单位应当按照劳动合同约定和国家规定，向劳动者及时足额支付劳动报酬。用人单位拖欠或者未足额支付劳动报酬的，劳动者可以依法向当地人民法院申请支付令，人民法院应当依法发出支付令。

（2）用人单位应当严格执行劳动定额标准，不得强迫或者变相强迫劳动者加班。用人单位安排加班的，应当按照国家有关规定向劳动者支付加班费。

（3）劳动者拒绝用人单位管理人员违章指挥、强令冒险作业的，不视为违反劳动合同。劳动者对危害生命安全和身体健康的劳动条件，有权对用人单位提出批评、检举和控告。

（4）用人单位与劳动者协商一致，可以变更劳动合同约定的内容。变更劳动合同，应当采用书面形式。变更后的劳动合同文本由用人单位和劳动者各执一份。

3. 关于劳动合同的解除和中止，《中华人民共和国劳动合同法》有如下规定：

（1）用人单位与劳动者协商一致，可以解除劳动合同。

（2）劳动者提前三十日以书面形式通知用人单位，可以解除劳动合同。劳动者在试用期内提前三日通知用人单位，可以解除劳动合同。

（3）用人单位有下列情形之一的，劳动者可以解除劳动合同：

1）未按照劳动合同约定提供劳动保护或者劳动条件的；

2）未及时足额支付劳动报酬的；

3）未依法为劳动者缴纳社会保险费的；

4）用人单位的规章制度违反法律、法规的规定，损害劳动者权益的；

5）因本法第二十六条第一款规定的情形致使劳动合同无效的；

6）法律、行政法规规定劳动者可以解除劳动合同的其他情形。

用人单位以暴力、威胁或者非法限制人身自由的手段强迫劳动者劳动的，或者用人单位违章指挥、强令冒险作业危及劳动者人身安全的，劳动者可以立即解除劳动合同，不需要事先告知用人单位。

（4）劳动者有下列情形之一的，用人单位可以解除劳动合同：

1）在试用期间被证明不符合录用条件的；

2）严重违反用人单位的规章制度的；

3）严重失职，营私舞弊，给用人单位造成重大损害的；

4）劳动者同时与其他用人单位建立劳动关系，对完成本单位的工作任务造成严重影响，或者经用人单位提出，拒不改正的；

5）因本法第二十六条第一款第一项规定的情形致使劳动合同无效的；

6）被依法追究刑事责任的。

（5）有下列情形之一的，用人单位提前三十日以书面形式通知劳动者本人或者额外支付劳动者一个月工资后，可以解除劳动合同：

1）劳动者患病或者非因工负伤，在规定的医疗期满后不能从事原工作，也不能从事由用人单位另行安排的工作的；

2）劳动者不能胜任工作，经过培训或者调整工作岗位，仍不能胜任工作的；

3）劳动合同订立时所依据的客观情况发生重大变化，致使劳动合同无法履行，经用人单位与劳动者协商，未能就变更劳动合同内容达成协议的。

（6）有下列情形之一，需要裁减人员二十人以上或者裁减不足二十人但占企业职工总数百分之十以上的，用人单位提前三十日向工会或者全体职工说明情况，听取工会或者职工的意见后，裁减人员方案经向劳动行政部门报告，可以裁减人员：

1）依照企业破产法规定进行重整的；

2）生产经营发生严重困难的；

3）企业转产、重大技术革新或者经营方式调整，经变更劳动合同后，仍需裁减人员的；

4）其他因劳动合同订立时所依据的客观经济情况发生重大变化，致使劳动合同无法履行的。

裁减人员时，应当优先留用下列人员：与本单位订立较长期限的固定期限劳动合同的；与本单位订立无固定期限劳动合同的；家庭无其他就业人员，有需要扶养的老人或者未成年人的。

用人单位依照本条第一款规定裁减人员，在六个月内重新招用人员的，应当通知被裁减的人员，并在同等条件下优先招用被裁减的人员。

（7）劳动者有下列情形之一的，用人单位不得依照本法第四十条、第四十一条的规定解除劳动合同：

1）从事接触职业病危害作业的劳动者未进行离岗前职业健康检查，或者疑似职业病病人在诊断或者医学观察期间的；

2）在本单位患职业病或者因工负伤并被确认丧失或者部分

丧失劳动能力的；

3）患病或者非因工负伤，在规定的医疗期内的；

4）女职工在孕期、产期、哺乳期的；

5）在本单位连续工作满十五年，且距法定退休年龄不足五年的；

6）法律、行政法规规定的其他情形。

二、《中华人民共和国道路交通安全法》

《中华人民共和国道路交通安全法》是为了维护道路交通秩序，预防和减少交通事故，保护人身安全，保护公民、法人和其他组织的财产安全及其他合法权益，提高通行效率而制定的。该法于 2003 年 10 月 28 日，由第十届全国人民代表大会常务委员会第五次会议审议通过，于 2007 年和 2011 年进行过两次修正，是我国在道路交通方面的最高法律。

环卫道路清扫工常年在道路上工作，骑行三轮车和步行时都必须严格遵守《中华人民共和国道路交通安全法》，做到安全行车、安全清扫。《中华人民共和国道路交通安全法》有如下规定：

1. 机动车、非机动车实行右侧通行。

2. 根据道路条件和通行需要，道路划分为机动车道、非机动车道和人行道的，机动车、非机动车、行人实行分道通行。没有划分机动车道、非机动车道和人行道的，机动车在道路中间通行，非机动车和行人在道路两侧通行。

3. 车辆、行人应当按照交通信号通行；遇有交通警察现场指挥时，应当按照交通警察的指挥通行；在没有交通信号的道路上，应当在确保安全、畅通的原则下通行。

三、《中华人民共和国道路交通安全法实施条例》

《中华人民共和国道路交通安全法实施条例》是国务院依据《中华人民共和国道路交通安全法》制定的行政法规，是对《中华人民共和国道路交通安全法》的解读和具体实施方法的规定。

环卫道路清扫工骑行两轮或三轮保洁车横过马路时，须遵守以下规定：

驾驶自行车、电动自行车、三轮车在路段上横过机动车道，应当下车推行，有人行横道或者行人过街设施的，应当从人行横道或者行人过街设施通过；没有人行横道、没有行人过街设施或者不便使用行人过街设施的，在确认安全后直行通过。

四、《中华人民共和国治安管理处罚法》

《中华人民共和国治安管理处罚法》是为了维护社会治安秩序，保障公共安全，保护公民、法人和其他组织的合法权益，规范和保障公安机关及其人民警察依法履行治安管理职责而制定的。该法于 2005 年 8 月 28 日，由第十届全国人民代表大会常务委员会第十七次会议审议通过，自 2006 年 3 月 1 日起施行。并于 2012 年进行了修正，自 2013 年 1 月 1 日起施行。

环卫保洁员的工作地点都是公共场所，可能会遇到破坏公物、危害公共安全、打架斗殴或扰乱秩序等行为。《中华人民共和国治安管理处罚法》中与环卫保洁员相关的内容有：

1. 与环卫保洁员工作场所相关的扰乱公共秩序的行为包括：

（1）扰乱机关、团体、企业、事业单位秩序，致使工作、生产、营业、医疗、教学、科研不能正常进行，尚未造成严重损失的；

（2）扰乱车站、港口、码头、机场、商场、公园、展览馆或者其他公共场所秩序的；

（3）扰乱公共汽车、电车、火车、船舶、航空器或者其他公共交通工具上的秩序的；

（4）投放虚假的爆炸性、毒害性、放射性、腐蚀性物质或者传染病病原体等危险物质扰乱公共秩序的；

（5）结伙斗殴的；

（6）强拿硬要或者任意损毁、占用公私财物的。

2. 与环卫保洁员工作场所相关的妨害公共安全的行为包括：

（1）违反国家规定，制造、买卖、储存、运输、邮寄、携带、使用、提供、处置爆炸性、毒害性、放射性、腐蚀性物质或者传染病病原体等危险物质的；

（2）非法携带枪支、弹药或者弩、匕首等国家规定的管制器具的；非法携带枪支、弹药或者弩、匕首等国家规定的管制器具进入公共场所或者公共交通工具的；

（3）盗窃、损毁路面井盖、照明等公共设施的。

遇到这些行为时，环卫保洁员要及时报警，在保证自身安全的前提下，争取现场群众的支持，阻止违法人员继续侵害公共安全。如：在公共卫生间，如果有人私接电线给自己的电动车充电，或私接水管冲洗车辆，或私自拆卸干手器、洗手盆等，都属于违反《中华人民共和国治安管理处罚法》的行为。环卫保洁员应口头告知当事人，劝阻其停止违法行为。如果对方不听劝告，环卫保洁员应马上拨打报警电话"110"，不要与当事人发生冲突，保护好自身安全。警察到场后，环卫保洁员应配合警察调查、处理当事人。

环卫保洁员发现可能危害公共安全的不明物体时，必须立即拨打求助电话。遇到破坏公物、打架斗殴的行为时，拨打报警电话"110"；遇到不明物体时可拨打报警电话"110"，也可以求助危险化学品管理部门。

五、《城市市容和环境卫生管理条例》

《城市市容和环境卫生管理条例》是为了加强城市市容和环境卫生管理，创造清洁、优美的城市工作、生活环境而制定的。国务院于1992年颁布该条例，于2011年、2017年进行了两次修正。条例中规定了城市市容和环境卫生管理的责任主体，环卫管理的内容及标准，市民的义务，环卫行政管理部门的执法范围等。

条例中对市民维护环境卫生的义务、尊重环卫工人及环卫工人的劳动都做了具体规定：

1. 城市人民政府应当加强城市市容和环境卫生科学知识的宣传，提高公民的环境卫生意识，养成良好的卫生习惯。一切单位和个人，都应当尊重市容和环境卫生工作人员的劳动，不得妨碍、阻挠市容和环境卫生工作人员履行职务。

2. 公民应当爱护公共卫生环境，不随地吐痰、便溺，不乱扔果皮、纸屑和烟头等废弃物。

3. 有下列行为之一者，城市人民政府市容环境卫生行政主管部门或者其委托的单位除责令其纠正违法行为、采取补救措施外，可以并处警告、罚款：

（1）随地吐痰、便溺，乱扔果皮、纸屑和烟头等废弃物的；

（2）在城市建筑物、设施以及树木上涂写、刻画或者未经批准张挂、张贴宣传品等的；

（3）在城市人民政府规定的街道的临街建筑物的阳台和窗外，堆放、吊挂有碍市容的物品的；

（4）不按规定的时间、地点、方式，倾倒垃圾、粪便的；

（5）不履行卫生责任区清扫保洁义务或者不按规定清运、处理垃圾和粪便的；

（6）运输液体、散装货物不作密封、包扎、覆盖，造成泄漏、遗撒的；

（7）临街工地不设置护栏或者不作遮挡、停工场地不及时整理并作必要覆盖或者竣工后不及时清理和平整场地，影响市容和环境卫生的。

4. 侮辱、殴打市容和环境卫生工作人员或者阻挠其执行公务的，依照《中华人民共和国治安管理处罚法》的规定处罚；构成犯罪的，依法追究刑事责任。

对于违反《城市市容和环境卫生管理条例》的行为，环卫保洁员没有对违法人员进行处罚的执法权，但可以善意劝阻，并将现场打扫干净。如果对方不听劝阻，继续破坏环境卫生，环卫保洁员不要与其发生冲突，可拨打城管电话请求帮助。如果对方态度粗暴，对环卫保洁员进行人身威胁，可拨打报警电话"110"向警察求助，对环卫保洁员造成人身伤害的，可追究其刑事责任。

模块四　环卫保洁员职业卫生及安全生产常识

环卫保洁员是社会生活中不可缺少的重要职业，这一职业很苦、很脏、很累，有的时候甚至很危险。为了减少环卫作业对交通的影响，大部分道路清扫工作都是在凌晨进行；为了保证主干道的干净，有时候还得穿梭在车流中。近年来，政府和环卫主管部门做了很多努力，越来越重视环卫保洁员的安全保护和劳动权益。作为一名环卫保洁员，更重要的是从自身做起，一方面安全操作，严格遵守相关操作流程；另一方面，要学习相关的职业病预防知识，掌握简单的急救常识。别小看这点滴的学习，看似简单的知识，关键时刻可以挽救一个人的生命。

一、环卫保洁员常见职业病

1. 呼吸道疾病

环卫一线劳动者中，道路清扫保洁员由于常年工作在街道接触不洁物品，大量灰尘和废气会侵害保洁员的呼吸道和肺部。

2. 劳损性疾病

大部分环卫保洁员的劳动比较单一，所以非常容易导致身体的某一个部位单一用力。一个部位长时间超负荷运转就容易患上静脉曲张、关节炎等劳损性疾病。此外，姿势不当并负担过重的重复性动作也容易造成筋肌劳损。例如，经常弯腰推拉垃圾桶、垃圾车，弯腰扫地、拖地，以及抹窗等均有可能造成腰部、手腕或前臂的肌腱劳损。患者会感到患部有疼痛、乏力、僵硬、麻木等症状，若不加以理会，病情便会持续恶化，从而妨碍正常的工作和生活。

3. 心脑血管疾病

长期精神高度紧张可能是导致环卫保洁员血压高的原因。由于环卫保洁员在路边作业，旁边车来车往，工作时环卫保洁员的精神容易处于高度紧张的状态。同时，环卫保洁员每天早晨起得很早，休息时间得不到保证。精神紧张加上疲劳作业，使环卫保洁员成了心脑血管病的高发人群。

4. 外伤

扭伤、跌伤、撞伤、割伤都是环卫保洁员常见的职业伤害。例如，提重姿势不正确、提重负荷过重可能会造成扭伤；地面湿滑、杂物绊倒可能会造成跌伤；高空掷物、不正确操作机械可能会造成撞伤；处理未包扎的杂物、玻璃、罐头盒等可能会造成割伤。

5. 化学性皮肤炎

环卫保洁员经常需要接触化学类清洁剂或者消毒剂，如果操作不当则会引起各种伤害，最常见的是因化学品腐蚀造成的皮肤损害。如环卫保洁员不戴手套直接接触洗洁精、洁厕灵、消毒剂等化学品，其手部皮肤表面起到保护作用的油脂层就会被破坏，使皮肤缺乏保护，时间久了，手部皮肤就会变得干燥，甚至开裂，因而容易受到细菌感染。

6. 传染病

垃圾易滋生细菌、病毒、寄生虫等，如果不及时清理，便会通过各种传播途径引发传染病。环卫保洁员在处理、清运垃圾时，如果没有采取保护措施，就极有可能染上疾病。

二、环卫保洁员的自我防护措施

1. 安全使用化学品

化学品对人体有多方面的危害。为了保障环卫保洁员的安全健康，应尽量使用低毒或无毒的清洁剂。所有盛装化学品的容器，都应贴上正确的化学品标签，说明其危害性和防护方法。要为环卫保洁员提供安全使用清洁剂等化学品的训练，并监督其安全使用化学品。

2. 采用正确的工作姿势

正确的工作姿势对预防工伤和职业病极为重要。因此，应对环卫保洁员进行正确工作姿势的培训，督促其采用正确的姿势进行工作，以减少受伤和发生工作劳损的机会。环卫保洁员特别要注意避免弯腰负重或负重扭腰；避免徒手将重物大幅度地移动或徒手长距离搬运；亦应避免过度用力推动或拉动重物。

3. 正确选用工具

使用设计良好的工具不仅可以提高环卫保洁员的工作效率，还可以降低环卫保洁员受伤及患病的概率。

要尽量选用较轻便的工具。如果工具或工具连同承载物较重，应让操作人员能同时使用两手。工具的扶手应尽量靠近工具的重心或工具与承载物共同的重心。扶手应易于抓握，能让保洁人员轻易地转变握持位置。工具和手部接触处应没有尖锐或突出的部分，但接触处也不能太光滑，以免工具滑脱。在有需要时，工具应装置足够的避振配件。

4. 正确使用劳动保护器具

环卫保洁员经常接触化学清洁剂及尘埃等，因此应该佩戴合适的个人防护器具，如手套、安全工作胶鞋、防尘口罩等。

从事道路清扫的环卫保洁员经常要在车流中穿梭，所以一定要穿带反光标志的工作服，及时地避让车辆。

5. 注意个人卫生

环卫保洁员经常接触垃圾及化学清洁剂等，因此一定要注意个人卫生，养成良好的卫生习惯，避免在工作中感染各种传染病，并避免将病菌带回家而影响家人的健康。

6. 进行正确、规范的操作培训

环卫保洁员应经常接受培训，提高安全健康意识，熟悉各种操作规程，熟练使用各种工具和防护器具。需要操作重型设备的人员更要接受专业训练，熟悉工作程序及注意事项。在操作危险性大的重型设备时，应规定必须有其他员工在旁监护操作。

7. 定期检查身体

环卫保洁员要定期检查身体，监测健康状况，常见的职业病要及早预防，发现问题要及早处理。

三、环卫保洁员的自救与他救

环卫保洁员由于工作的特殊性，可能会受到意外伤害，或者需要现场进行伤者的预处理。因此，环卫保洁员很有必要学习急救常识，以便在救护车来到之前，进行正确处理，以减轻伤者的痛苦，减少抢救的困难，增加伤者复原的机会。下面介绍环卫保洁员可能遇到的意外伤害及正确的处理方法：

1. 环卫保洁员突然晕倒或者他人晕倒

常见的正确处理方法是将晕倒的人员抬到阴凉并且空气流通的地方，使其可以呼吸到充足的氧气，并由镇定且有经验的人员照顾，疏散围观的人群，直到救护车到达。

如果是环卫保洁员在作业中，遇到路人晕倒怎么处理呢？比如，有老人家在如厕过程中晕倒了，公厕保洁员应该怎么急救呢？有一组顺口溜：发现昏迷快呼叫，摆正体位开气道；心脏骤停莫慌张，平躺仰头气通畅；没有呼吸吹口气，胸外按压最重要；击打心脏不放松，起死回生 4 分钟。具体来讲，就是分以下4 步：

第一步：观察老人是否意识清楚，仔细询问老人身体异样情况，如果出现局部疼痛和肢体活动障碍，则可能已经发生骨折。这种情况下，如老人被匆忙扶起可能会加重损伤，导致骨骼错位，若是伤到脊柱，甚至可能会损及脊髓。所以，一旦老人摔倒，且怀疑有骨折时，可做好保暖措施，帮助老人保持身体不动，就地等待急救医护人员的到来。

第二步：若能确认老人没有骨折，则还要观察老人是否昏迷。意识清醒且没有身体不适的，一般问题不大，休息一下可扶起来；如老人表示心口疼，且本来就有冠心病等心脏问题的，则可能是出现了心绞痛，要立刻协助老人含服其随身携带的急救药物，如硝酸甘油，等待症状缓解后扶起。

第三步：如果老人出现昏迷，怎么都叫不醒，则必须迅速拨打急救电话"120"请求救援；同时可找社区医生前来帮忙。在等待救护车的这段时间内，环卫保洁员需将老人在原地缓缓放平至仰卧位，但千万不可搬动，更不能抱住老人又摇又喊，试图唤醒老人。然后解开老人的领口，并将其头部倾向一侧，保持呼吸道通畅，防止呕吐物反流入呼吸道而引起窒息。

　　第四步：这是最严重的情况，多发生在平常看起来比较健康或病情稳定的老人身上。如果老人在短时间内出现突然、快速的意识丧失，并且大动脉搏动消失，即判定为心跳骤停。这时，应让老人平躺地上或者硬木板上，马上对其进行心肺复苏术（见图1—10），可先叩击心前区1～2次，方法为右手握空心拳在胸骨的中下段以中等力量迅速向下捶击，然后进行胸外心脏按压、口对口人工呼吸等，并迅速拨打急救电话"120"。

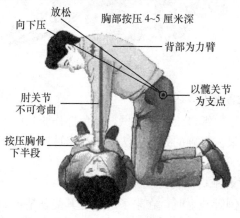

放松
向下压　　　　胸部按压4~5厘米深
　　　　　　　　　　　　背部为力臂
肘关节
不可弯曲　　　　　　　　以髋关节
　　　　　　　　　　　　为支点
按压胸骨
下半段

图1—10　心肺复苏要点

　　此外，保洁员要注意多征求意见，如果老人意识清醒，发生骨折，应征求老人的意见，看是否打电话给急救中心或者打电话给其子女，以老人意见为重；如果老人昏迷，应先试着在其衣服兜内寻找，看是否有老人的详细资料、家属姓名或者联系方式等，打电话给其家属，征求家属意见；如果老人没有意识也没有找到家属的联系方式，要赶紧拨打急救电话"120"和报警电话"110"，寻求医生和警察的帮助。

2. 意外触电

应该立即切断电源。如一时找不到电源开关，应该用干的竹竿、木棍、胶棍等绝缘体将电线挑开或将触电者推离电源（见图1—11），然后立即为触电者进行人工呼吸和心脏挤压。只有抢救及时才可能挽救其生命。

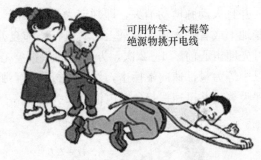

可用竹竿、木棍等绝源物挑开电线

图1—11　发现有人触电的操作

3. 沙粒或其他异物入眼

不能用手、纸巾或毛巾擦拭，以免擦伤眼角膜引起角膜炎而造成严重后果。正确的处理方法是用清水冲洗，直至眼睛恢复正常。

4. 高空作业时从高处坠下

当伤者倒卧地上时，在未了解清楚其受伤情况时，千万不要立即搀扶伤者。正确的做法是：立即拨打急救电话"120"或"999"，如果伤者还清醒，应该不断地与伤者对话，尽量保持伤者不昏迷，不要翻动伤者，但见到出血或衣服内有渗血，应即时压迫止血，注意伤者的呼吸，等候救护车到达。

5. 铁钉或铁杆插入身体

正确的处理方法是不要把铁杆或铁钉从伤者身体里拔出，应维护原状，将伤者直接送入医院，由医生妥善处理。因为铁杆或铁钉有可能插到血管，如把铁杆、铁钉拔出则可能导致伤者大出血。如果伤及大血管，就会有生命危险。在搬动伤者时要确保铁杆、铁钉不发生移动。

📖 知识链接

《关于进一步保障环卫行业职工合法权益的意见》

为进一步保障环卫行业职工的合法权益，推动环境卫生事业持续健康发展，按照《国务院批转住房城乡建设部等部门关于进一步加强城市生活垃圾处理工作意见的通知》（国发〔2011〕9号）和《城市市容和环境卫生管理条例》要求，2012年5月4日，住房和城乡建设部、人力资源和社会保障部等7个部门以建城〔2012〕73号印发《关于进一步保障环卫行业职工合法权益的意见》。

该意见中特别提到了要强化作业安全、加强职业病防治、提高机扫比例，提高作业安全系数。具体规定如下：

一、强化作业安全。严格执行安全生产责任制和环卫安全作业规范，重点做好道路清扫保洁、粪便清运处理、垃圾处理等一线作业人员的安全保障工作，完善应对极端天气工作预案，落实人身安全防护措施，有效防范各类安全事故。要采取切实措施，加强环卫作业道路安全管理，严格执行国家和地方环卫清扫车辆有关安全作业标准，严禁清扫作业车辆在道路上逆向行驶或者随意变更车道。要完善和落实道路清扫作业人员安全防护措施，按照规范设置安全标志和设施，环卫人员进行人工道路清扫作业时应配备使用具有警示和反光性能的安全服和安全帽，有条件的，要划出临时清扫作业区并设置交通围挡。要强化安全作业教育和技能培训，教育环卫人员严格遵守道路交通安全法律法规，提高环卫人员的安全意识和能力。要依法妥善处理环卫作业中发生的交通事故，造成环卫作业人员伤亡的，积极做好损害赔偿纠纷调解工作，切实维护环卫职工的合法权益。

二、加强职业病防治。加强尘毒、高温等职业病危害的防治工作，落实职业病防控措施。推广建立一线职工健康疗养制度。加强环卫职业卫生的研究和专用劳动保护用品的研发，配备必要的劳动防护用品。用人单位的主要负责人和职业卫生管理人员应当接受职业卫生培训，遵守职业病防治法律、法规，依法组织本单位的职业病防治工作。用人单位要建立健全环卫职工职业卫生管理制度、职业卫生档案和劳动者健康监护档案，对环卫职工要进行上岗前和在岗期间的职业卫生培训。对从事接触职业病危害作业的环卫职工依法组织开展职业健康检查。

三、逐步提高机扫比例。要积极采用先进适用的机械化清扫方式，增加机扫、洒水等作业车辆，逐步扩大机械化作业范围和区域，减轻一线环卫职工劳动强度，提高作业安全系数。

第二单元 城市道路清扫保洁

模块一 人工清扫与保洁

随着社会的进步，环卫行业的清扫作业机械化程度越来越高，但机械作业不能完全取代人工清扫作业。城市干道的人行道、人流拥挤的商业街、较窄的背街小巷等不便于机械清扫，必须由环卫保洁员进行人工清扫。

清扫作业要避开上下班人流和车流高峰期，城市中心地带主要道路的清扫一般在夜间进行，每天一次。巡回保洁需要全天进行，即环卫保洁员在需保洁的路段随时捡拾垃圾、扫除污物，保持路面清洁。

一、基本概念

1. 人工清扫

人工清扫是指道路清扫保洁员使用扫帚、背斗等工具对人行道、背街小巷等路面进行全面清洁的过程，即将路面、道牙、树坑里的垃圾扫至集中，再收入保洁车车厢，运至附近的垃圾楼。为了避开交通高峰、缓解交通拥堵，人工清扫一般在夜间或凌晨进行，每日一次，如图2—1所示。

2. 人工保洁

人工保洁是指道路清扫保洁员使用扫帚、背斗、垃圾捡拾器等工具对人行道、背街小巷等路面捡拾垃圾或局部清洁的过程，即随时将清扫作业后的路面上出现的垃圾捡拾干净或进行局部清扫，保持路面清洁。一般在白天巡回进行，每日多次，如图2—2所示。

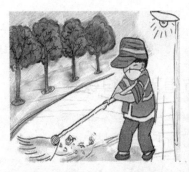 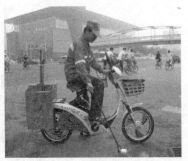

图 2—1　凌晨进行人工清扫作业　　图 2—2　骑电动自行车进行人工
　　　　　　　　　　　　　　　　　　　　　　保洁（正在捡拾垃圾）

二、人工清扫和保洁作业的特点

1. 劳动强度大，扫净率低。与机械清扫相比效率较低。道路清扫保洁员使用扫帚、背斗、三轮保洁车等简单的工具、用具作业，劳动强度很大，一名环卫保洁员的清扫能力只能达到6 000 平方米/日。人工清扫的扫净率为 18%～20%。

2. 工作环境差。严寒、酷暑、大风、暴雨、日晒、扬尘等恶劣天气给环卫保洁员的工作增加了诸多困难和负担，比如环卫保洁员需要推扫路面积水、打扫落叶、扫雪铲冰等。人工清扫扬尘较大，空气粉尘浓度可达 17.9 毫克/立方米，大量的灰尘被吸入人体，严重地危害清扫保洁员的身体健康。

3. 面临的危险较多。道路清扫保洁员每日穿行在大街小巷的车流和人流中，时刻面临发生交通事故等危险，也容易和路人发生纠纷，造成人身伤害。

4. 不可替代性。人工使用扫帚、笤帚可以深入到路边墙角捡拾零星垃圾，与机械清扫形成作业互补，在道路清扫保洁作业中起到拾遗补缺的作用，是目前无法完全用机械清扫替代的作业手段。

三、操作技能

1. 人工清扫的步骤及方法

（1）清扫准备

1）穿戴好工作服、反光衣及其他配套劳动防护用品，戴好工作单位配发的胸牌。

2）检查三轮车（或两轮推车）车轮、车闸、车铃、车锁是否齐全，是否能正常使用，如图2—3所示。准备好所需的工具，如大扫帚、长把笤帚、铁锨、簸箕等，顺向装入三轮车车厢。准备好抹布、钢丝球（或钢丝刷）、喷壶、铲刀等小件工具，放入车筐，戴好安全警示标志，如图2—4所示。

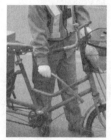 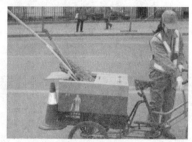

图2—3　出发前检查车　　　　图2—4　工具顺向装车，戴好
　　　　　闸、车铃等　　　　　　　　　　安全警示标志

3）骑三轮车至清扫地点。骑行时要遵守交通规则，到达清扫地点后，将三轮车在路边停稳。如遇特殊情况需要将三轮车停在机动车道内，必须在车后放置安全警示标志，如红帽子、三角牌等，如图2—5所示。

（2）清扫操作

1）第一步：清扫路面。右手手心朝下握在距扫帚把顶端三分之二处，左手手心朝上握在距扫帚把顶端三分之一处，身体向前微倾，用力，扫帚面三分之二着地，将路面垃圾扫到两侧墙根或道牙下。双手可交换位置握扫帚进行清扫，以缓解疲劳。

人行道两侧均为硬质边际时，保洁员应站在人行道中间，向左右两个方向把垃圾扫至墙根或道牙下，如图2—6所示。人行道一侧为硬质边际，另一侧为绿地时，保洁员应将垃圾单方向扫至硬质边际，如图2—7所示（图中为道牙下）。

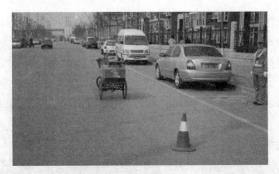

图 2—5　三轮车停放在机动车道时，须在车后适当
距离设置安全警示标志

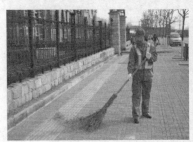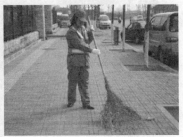

图 2—6　人行道两侧均为硬质边际时，向左右两个方向清扫

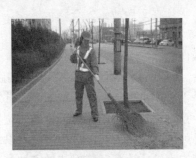

图 2—7　人行道一侧为硬质边际，另一侧为绿地时，
将垃圾单方向扫至道牙下

2）第二步：清扫道牙、墙根。右手放置距扫帚把顶端三分

之一处，手心朝上；左手放置距扫帚把顶端二分之一处，手心朝下；身体向前微倾，用力；扫帚面三分之一着地。

站在距墙根或道牙1米左右，将垃圾清扫成堆。可左右手交换位置缓解疲劳，如图2—8所示。

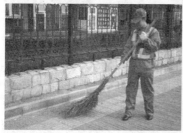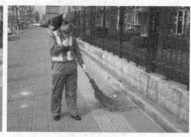

图2—8　清扫道牙、墙根，左右手交替工作

3）第三步：清扫树坑。清扫树坑时，应将树坑上的覆盖物支起来或移开，将垃圾扫出，然后将覆盖物复位，如图2—9所示。如果树坑内只有少量污物，如烟蒂、塑料袋等，可不移开覆盖物，用竹夹子、铁钎、捡拾器等将垃圾取出，如图2—10所示。

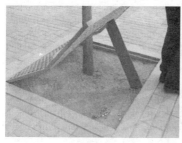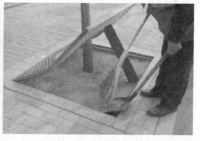

图2—9　清扫树坑时，先支开覆盖物，再清扫，最后将覆盖物复位

（3）垃圾装车。右手执长把笤帚，左手执铁锨（或簸箕），先将塑料袋、废纸等轻质垃圾扫进铁锨（簸箕），装车，然后装灰土等垃圾，如图2—11、图2—12所示。

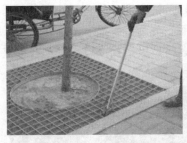
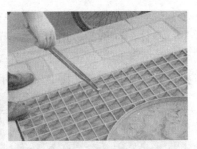

图 2—10 用捡拾器、竹夹子捡拾树坑里的垃圾

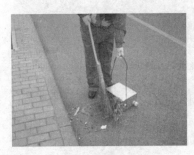
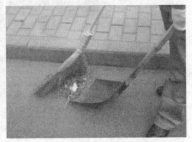

图 2—11 轻质垃圾用背斗 收集装车

图 2—12 灰土等垃圾用铁 锨收集装车

（4）其他注意事项

1）骑行三轮车时必须注意交通安全，不得并行聊天、嬉闹。

2）清扫车站、人流密集的商业街时，必须压尘作业，避免将灰土、垃圾扬到行人身上。清扫过街天桥时，注意桥下行人，不要将垃圾和灰土扫到行人头上。

3）不可将垃圾、灰土扫入雨水井。

2. 人工保洁的步骤及方法

（1）准备。穿戴好工作服、劳动防护用品及胸牌。骑三轮车保洁时需备好三轮车、长把笤帚、铁锨、捡拾器或钢钎。步行保洁时需备好背斗、长把笤帚，如图 2—13 所示。

（2）保洁操作

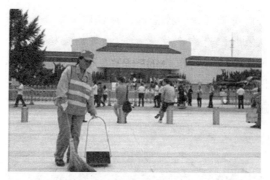

图2—13　步行人工保洁作业

1）骑车保洁。发现路面有成片污物时，用长把笤帚扫成堆，收入三轮车车厢；发现路面有少量大块垃圾时，用钢钎或捡拾器捡起，放入车厢，如图2—14所示。

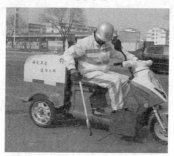

图2—14　骑电动车捡拾垃圾，快速保洁

📖 知识链接

"两箱一筐"快速保洁法

（电动）自行车车前有可手持的垃圾筐，车后挂保障箱和工具箱。保障箱里放有急救方便药盒、保洁员日常用品和安全用品；工具箱内携带笤帚、捡拾器、钢丝刷、喷壶等；垃圾筐内有一次性垃圾袋和配有安全反光标志的污物捡拾袋1个，用于捡拾、存放保洁路段的垃圾。保洁员骑"两箱一筐"快速保洁车，在负责的保洁路段内按要求的频次巡回捡拾垃圾，即"两箱一筐"快速保洁法。如图2—15所示。

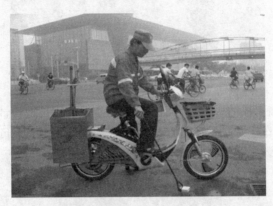

图2—15　保洁员骑"两箱一筐"快速保洁车进行保洁作业

"两箱一筐"保洁车的应用，提高了保洁作业的效率，特别适合在背街小巷、商业区、旅游景点等道路狭窄或人员密集的地区使用。

2）步行保洁。发现污物，用长把笤帚清扫成堆，收入背斗。在车站、商业街等人流较大地点，只能步行保洁，可携带捡拾器（见图2—16）随时捡拾垃圾。

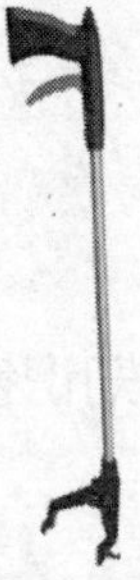

3. 清洁垃圾桶的步骤及操作方法

（1）需准备的工具：抹布、喷壶、刮刀、钢丝球或铁刷、长把笤帚等。

（2）清洁垃圾桶的操作

图2—16　捡拾器

1）表面清扫。用长把笤帚自上而下清扫

表面浮尘、蜘蛛网等，如图2—17、图2—18所示。

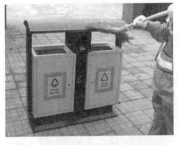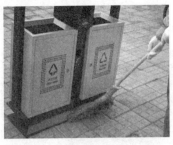

图2—17　清扫垃圾桶表面浮尘　　　图2—18　清扫垃圾桶底座

2）抹布擦拭。用湿抹布擦拭垃圾桶表面，尤其注意擦拭桶的顶部、表面标志和投放口，如图2—19、图2—20、图2—21所示。

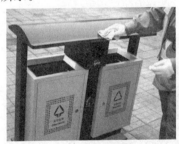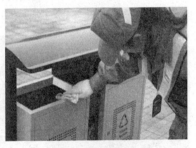

图2—19　擦拭垃圾桶顶部　　　图2—20　擦拭垃圾投放口

3）清除顽固污渍。清除口香糖残渣时，先用刮刀刮除大块残渣，然后用钢丝球擦除剩余的残渣，最后用湿抹布擦拭干净。清除粘贴的小广告时，先用湿抹布将小广告浸湿，然后用刮刀刮除大块小广告（见图2—22），再用钢丝球擦除小块残渣（见图2—23），最

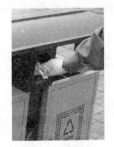

图2—21　擦拭烟蒂投放口

后用湿抹布擦拭干净（见图 2—24）。清除捻灭烟蒂留下的痕迹时，先用湿抹布将痕迹擦湿，然后用钢丝球擦除黑色痕迹，最后用湿抹布擦拭干净。

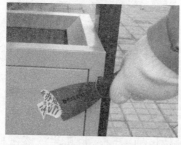 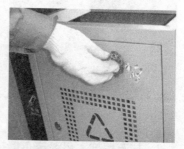

图 2—22　用刮刀刮除大块小广告　　图 2—23　用钢丝球擦除小块残渣

（3）整理现场。将垃圾桶复位，有标志的一面朝向行人，地面清理干净，如图 2—25 所示。

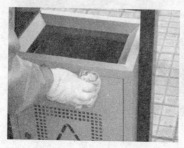 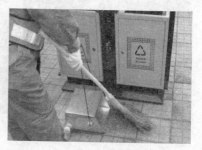

图 2—24　用湿抹布擦拭　　　　图 2—25　清理垃圾桶周围地面

（4）其他注意事项

1）垃圾桶按材质分为：不锈钢制、钢板制、玻璃钢制、塑料制、水泥浇筑型、木质、石材等。不同材质的垃圾桶，清洁方式有所区别。玻璃钢和塑料材料的垃圾桶不能用钢丝球用力刮擦。金属垃圾桶不能用强酸、强碱清洁剂进行清洁。

2）垃圾桶按打开方式分为：顶部开启式、侧开门式、侧倾倒式、底部开口式等，如图 2—26 所示。保洁员在开启垃圾桶时要注意打开方式，避免造成人为损坏。

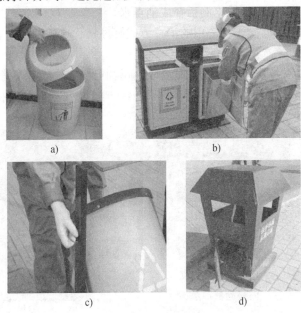

图 2—26　不同打开方式的垃圾桶
a）顶部开启式垃圾桶　b）侧开门式垃圾桶
c）侧倾倒式垃圾桶　d）底部开口式垃圾桶

3）垃圾桶上常见的污渍有：灰尘、蜘蛛网、各种粘贴小广告、口香糖残渣、烟蒂捻灭痕迹等。清洁污渍之前，要先辨识污渍类型，选用合适的工具，用适当的方法清除。

垃圾桶表面比较难清除的污渍是各种类型的小广告，包括：双面粘贴型、喷涂型、单面粘贴型、墨迹型等，多用泡、刮、擦等几种方法清除。

4. 消毒的步骤和操作方法

环卫保洁员需要对垃圾桶、三轮车、各种工具定期消毒。常用的消毒药剂是 84 消毒液。

（1）消毒工具准备：抹布、水桶、药剂喷洒器或喷壶。穿戴好防护用品：口罩、橡胶手套、防风镜等。配制消毒水：将84消毒液按1∶200的比例稀释成消毒水。

（2）消毒操作。常用的消毒方式有擦拭、喷洒和浸泡，要根据消毒对象选用适当的方式。

1）对垃圾桶消毒时，先把药剂喷洒器或喷壶装入消毒水，对着垃圾投放口喷洒（见图2—27），再用浸过消毒水的抹布擦拭垃圾桶表面（见图2—28）。

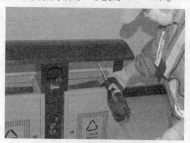 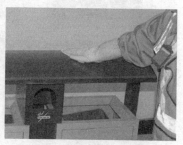

图2—27　用喷壶向垃圾桶
内喷洒消毒水

图2—28　用浸过消毒水的抹布
擦拭垃圾桶表面

2）对三轮车消毒时，先用浸过消毒水的抹布擦拭车座、车把、横梁等（见图2—29），再把消毒水装入药剂喷洒器或喷壶，对着车厢内外、车轮等不易擦拭处顺风喷洒（见图2—30），最后把表面残留的消毒水擦拭干净。

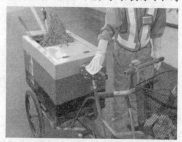 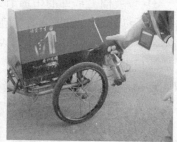

图2—29　用浸过消毒水的抹布擦
拭车座、车把、横梁等

图2—30　用喷壶向车轮喷
洒消毒水

3) 对工具消毒时，可用喷洒方式对扫帚、长把笤帚、背斗消毒，用浸泡方式对刮刀、抹布等小件工具消毒，如图2—31、图2—32所示。

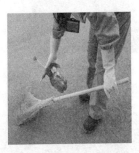 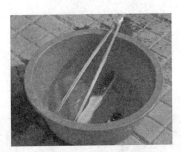

图2—31　用喷洒法对长 　　　图2—32　用浸泡法对小
　　　　　把笤帚消毒 　　　　　　　　　件工具消毒

（3）整理。消毒工作完成后，剩余消毒水要倒掉或放入密封容器妥善保管。

（4）其他注意事项

1) 配制消毒水时必须先放水，后放消毒液，否则容易灼伤皮肤。

2) 大风天不适宜进行室外消毒操作。如必须进行，应戴好防风镜，顺风喷洒，避免消毒水进入眼睛。

5. 铲雪的步骤和操作方法

（1）准备。准备好铲雪工具：三轮车或两轮手推车、平头铁锹、铲雪板（见图2—33）、扫帚。穿戴好工作服及防滑底鞋（见图2—34）、手套等个人防护用品。

（2）铲雪操作。先用扫帚将路面雪扫至两侧成一线，然后用铲雪板将雪推成堆，如图2—35、图2—36所示。没撒过融雪剂的积雪可以堆在树根部、绿地里；撒过融雪剂的积雪要避开树木和绿地堆放，待路面清扫干净后将积雪装车运到河道、空地或郊外沟壑等处。

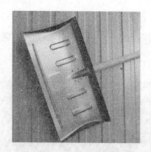 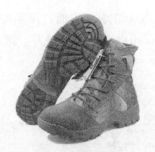

图2—33 铲雪板   图2—34 防滑底棉鞋

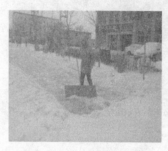 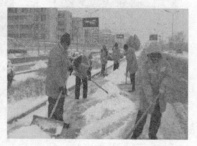

图2—35 将雪扫或铲至   图2—36 将雪推成堆
路两侧成一线

（3）其他注意事项

1）禁止向各种市政检查井或表井内堆雪。

2）禁止向机动车道上摊雪。

3）铲雪时须特别注意避开行人和车辆，保证安全。

4）如温度低于—2℃，应先在胡同口、立交桥、主辅路出入口、机动车道等处撒布融雪剂，防止路面结冰影响道路通行。机动车道、立交桥等适宜用撒布机撒布融雪剂，胡同口、人行道等处适宜于人工撒布融雪剂。

📖 **知识链接**

识别市政井盖

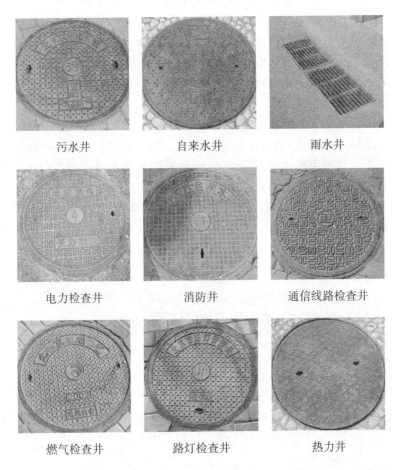

污水井   自来水井   雨水井

电力检查井   消防井   通信线路检查井

燃气检查井   路灯检查井   热力井

市政井的异常情况有：井盖破损、丢失，井塌陷，污水或自来水或热水外溢，燃气外泄等。环卫保洁员常年在道路上工作，如果发现市政井有异常情况，应及时拨打电话向相关部门报告情况，使其得到尽快维修。

【案例】

"我助人，我快乐"，北京市怀柔环卫中心清洁二队职工中都在传递着这样的正能量。2016年夏季，降雨格外多。由于雨水的连续冲刷，街路上的水箅子淤堵严重，各种管道井盖有的破损，有的被冲跑，严重影响了市民的安全出行。迎宾路四小路段西侧有一个井盖被雨水冲刷得倾斜了45度，一半悬在地面上方，存在着严重的安全隐患。本段保洁员王立伟在早班时发现此现象，对路人的安全忧心忡忡。"这要是路人不注意就会掉到下水井里，或者被绊倒，这不是太危险了吗？"她边清扫街道卫生边想着路人的安全。突然，她调转回头，大步走到四小路口，拽起一个垃圾桶，然后把这个空的垃圾桶翻转倒扣在井盖上。哦！原来她用垃圾桶盖住井盖提示此处危险，这样行人看到竖立的垃圾桶就会提高警惕，避开危险，因而保障了行人的安全。事后王立伟向上级领导做了汇报，清洁二队及时与市政养护公司取得联系，修复了此处的市政井，井盖复位，保证了市民的安全通行。

模块二 机械清扫

一、基本概念

机械清扫是指使用具有清扫功能的机械装置（含机扫车和机械式清扫机）扫除地面废弃物的清洁作业方式。

环卫行业的机械清扫主要指机扫车作业。

1. 机扫车

机扫车是代替人工清扫马路的自动化机械，用汽油机或柴油机作为动力机，配装扫刷、大功率吸尘器、喷水装置等（以湿式、吸扫结合型为例）。进行清扫作业时，由司机驾驶机扫车，沿路慢行，将灰尘和垃圾扫至路边或吸尘器吸口处，吸进车上的垃圾箱内。清扫的同时向路面喷洒水雾降尘。

近年来为了减少车辆尾气排放，一些城市大力推广电动机扫车。目前电动机扫车技术还在不断完善中。

2. 机械式清扫机

机械式清扫机是指不具备车辆构造和功能但能实现自动化清扫的机械。机械式清扫机包括手推式扫路机、手扶式扫路机、自行式扫路机等，具有扫、吸或吸扫结合功能，主要应用于广场、室内场地等。

二、机械清扫作业的特点

1. 工作效率、扫净率高

机扫车作业集路面清扫、垃圾收集和运输于一体，清扫效率高。一台大型清扫车每天可清扫 21 万平方米，是人工清扫效率的 35 倍。机扫车的扫净率为 $60\%\sim70\%$，是人工清扫扫净率的 $3\sim4$ 倍。

机扫车适合大面积作业，广泛应用于城市道路、市政广场以及机场、城市住宅区、公园等的道路清扫。

2. 工作条件改善，安全性较高

环卫保洁员从人工清扫到驾驶机扫车作业，工作条件和环境得到了改善。

机扫车具有车辆的性能，在机动车道、立交桥等处行驶和作业都比人工清扫作业安全性高很多。

3. 有降尘功能

目前应用于城市道路清扫的机扫车超过 60% 为湿式、吸扫结合型机扫车，扫刷转动的同时喷洒水雾，有效地降尘、除尘，避免了扬尘污染。

4. 便于精细化管理

结合 GPS（全球定位系统）、GIS（地理信息系统）等技术，可对机扫车进行精细化管理。在中控室即可掌握几千辆机扫车在城市某个区域的情况，如每辆车的行进速度、行进路线、清扫效果、油耗情况等。

三、机扫车分类及操作

环卫行业内的机械清扫作业主要指机扫车作业。机扫车因生产厂商不同，外形尺寸、工作原理等千差万别。各地区环卫部门使用的车型也不尽相同。但目前国内各城市应用的机扫车主要来自十几家生产厂商，本书仅以湿式、吸扫结合型机扫车为例介绍其操作技能。

1. 扫路车分类

全国各地因气候条件、道路条件和经济条件不同，使用的机扫车也不尽相同。本书以北京市使用的机扫车为例进行介绍。

(1) 按外形尺寸分类，参照北京市地方标准《扫路机分类》(DB11/T 312—2005)，主要分为：

1) 大型机扫车。总质量≥12 000 千克，适合高速路、快速路、城市主干道、联络线等污染相对较大、道路较宽、道路两侧树木对作业车辆不影响的道路的清洁作业。

2) 中型机扫车。车长≥2 500 毫米，或 4 500 千克≤总质量≤12 000 千克。适合城市次干路、主干道连接线（匝道）、快速路辅路、环路辅路等城市道路的清洁作业。

3) 小型机扫车。车长≥1 600 毫米，且总质量＜4 500 千克。适合城市支线、广场、较平整的人行步道等相对较窄、污染相对较小的路面的清洁作业。

4) 微型扫路车。车长≤1 600 毫米，且总质量≤1 800 千克。适用于较大面积室内广场、室外广场、污染较小的地面清洁作业。

另外，还包括扫路机，即不具备车辆的功能，但具有清扫功能的清扫机械。

按照中华人民共和国公共安全行业标准《机动车类型术语和定义》(GA 802—2008)，上述车型均属于专项作业车。

(2) 按工作原理分类，主要有以下几种：

1）纯扫式扫路机。

2）前扫式扫路机、后抛式扫路机。

3）纯吸式扫路机。

4）吸、扫复合式扫路机，简称吸扫车。即在吸扫之间先喷雾，润湿尘土，避免扬尘。

（3）按除尘方式分类：湿式和干式扫路机。

（4）按扫路机的驱动源分类：以内燃机为动力和以蓄电池为动力的扫路机。

机扫车还有很多其他分类方法。

（5）主要车型实例

1）大型机扫车（吸扫结合，湿式，见图2—37）

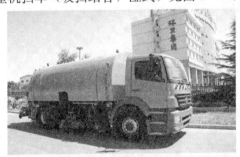

图2—37　大型机扫车

2）中型机扫车（纯吸式，干式，见图2—38）

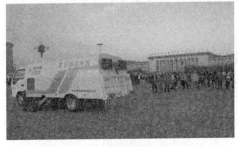

图2—38　中型机扫车

3）小型机扫车（吸扫结合，湿式，见图2—39）

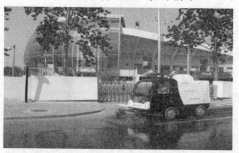

图2—39　小型机扫车

4）微型机扫车（机械式清扫机，见图2—40）

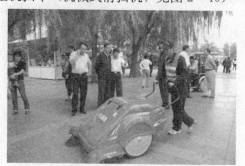

图2—40　微型机扫车（机械式清扫机）

5）纯吸车（小型，干式，见图2—41）

2. 机扫车驾驶操作

（1）准备

1）穿戴好工作服和反光服饰，戴好胸牌。

2）认真检查车辆和专用设备，确定车辆各部件完好，车容、车貌整洁完好，专用标志清晰、完整，警示标志齐全、有效后方可出车作业，如图2—42、图2—43所示。

3）作业人员出车作业需携带出车路单及各种辅助专用机具、安全设备。

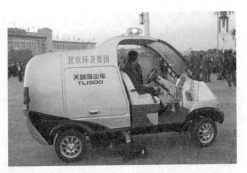

图 2—41　纯吸车

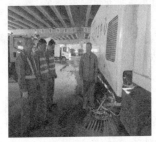

图 2—42　穿好工作服和反光背
心，检查扫刷、喷嘴、
安全警示设备等

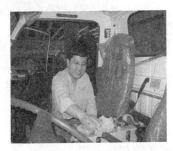

图 2—43　检查车辆操控设备

4）作业人员按照规定路线，以不高于 60 千米/小时的车速到段、离段、上水点，保证行车安全。注意上水时要关闭发动机。

（2）清扫作业

1）第一步：到达作业路段后，开启各种安全警示装置，如顶灯、尾部转弯指示箭头灯，如图 2—44 所示。

2）第二步：按照路段安排、顺车流方向，以清扫作业不高于 8 千米/小时，保洁作业不高于 15 千米/小时的车速进行作业。根据作业季节及污染程度，调整道路边线、中心线作业顺序及作业频次。在吸扫作业过程中，开启喷雾压尘（冬季水箱加 5% 的

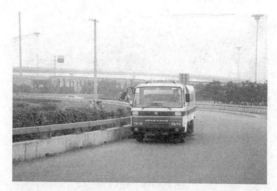

图 2—44　到达作业路段，开启各种安全警示装置

融雪液）设备，防止扬尘。根据道路路面情况、交通环境情况等，合理调整道路清扫保洁设备，使其达到最佳的作业效果。图 2—45 所示为正在作业的扫路车。

3）第三步：吸扫车作业完毕，到达指定地点卸土，如图 2—46 所示。卸土时注意安全。大箱落稳后，将土卸净，打扫干净遗撒物和挂带物。严禁用倒车踩制动方式卸土。

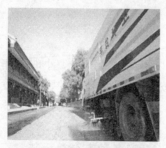

图 2—45　正在作业的扫路车

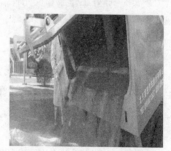

图 2—46　到卸土点卸土

（3）清扫后整理

1）作业人员在完成当日作业任务回场后，检查车辆重要部位，并将车辆吸口、过滤网、大箱等部位冲洗干净，如图 2—47 所示。擦洗车辆外部，检查车辆各部机件，按规定加油，确认车

辆完好后按规定将车辆停放入位，锁好车门。

2）填写当日作业路单，将作业路单和车钥匙交回车队调度室。

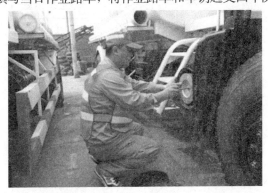

图 2—47　收车后检查重要部位、冲洗吸口、过滤网、大箱等

（4）其他注意事项

1）作业中严格遵守道路交通安全法，如果作业车辆发生故障，在确保安全的前提下，处理维修相关事项，并报告上级管理部门。

2）如遇特殊天气，按照有关规定，及时进行作业调整，并报告上级管理部门。

3）车辆维修维护到位，使车辆达到完好运行状态，避免重复维修、重复作业；按规定操作车辆，降低车辆能耗指标；作业未使用完的水要回收利用，避免乱排乱卸。

四、质量管理

与人工清扫作业比较而言，机扫车作业操作较复杂，作业质量标准较高，因此有必要强调机扫车作业的质量管理或质量控制。根据机扫车作业工艺及功能特点，质量控制要点主要涉及操作人员对车辆作业的控制和对作业质量效果的把握程度，主要有作业工艺安排、单车作业技术定额、车速控制、扫刷角度、喷雾状况、吸附收集效果等方面。

控制要点如图 2—48 所示。

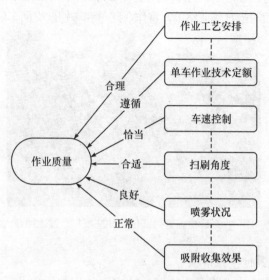

图 2—48 机扫车作业质量控制要点图

1. 作业工艺安排

根据城市交通状况及卫生状况，北京地区普遍采用"一扫一保"的分段作业方式，即夜间清扫，白天保洁，1 车次/车班，60～65 千米/车班。

2. 单车作业技术定额

路段划分覆盖全部作业范围，路段数量≥任务量/单车作业技术定额，根据车型分类不同，单车作业技术定额不同。

3. 车速控制

清扫作业时速≤8 千米/小时；保洁作业时速≤15 千米/小时。该速度为相对速度，具体可结合车辆技术参数及路面污染状况而定。

4. 扫刷角度

扫刷与地面形成 30°～40°夹角，能够彻底清扫出道牙废弃物，可根据实际路面与道牙状况进行调节试验。

5. 喷雾状况

喷头不堵塞，雾化效果良好，不产生扬尘现象（冬季喷雾水使用5％浓度融雪液）。

6. 吸附收集效果

调整吸口与地面距离，保证吸力，并且不与地面发生摩擦而损坏吸口；收集系统不发生堵塞，如发生堵塞，及时进行清理，保证收集效果。总的效果是吸附收集垃圾彻底，路面无痕迹、无积水、无丢土现象。

📖 知识链接一

几种常见的环卫专用车辆

常见的环卫专用车辆有后装式垃圾压缩清运车（见图2—49）、洒水车（见图2—50）、洗地车（见图2—51）、洗地机（见图2—52）、铲雪车（见图2—53）、道路围栏清洗车（见图2—54）、小广告冲刷车（见图2—55）、喷药车（见图2—56）、抽粪车（见图2—57）。

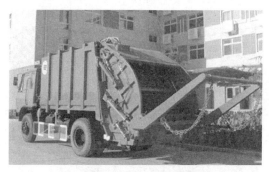

图2—49　后装式垃圾压缩清运车

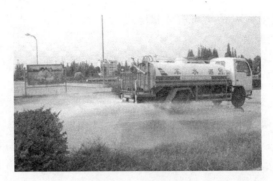

图 2—50　洒水车

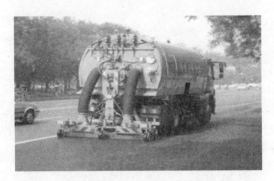

图 2—51　洗地车

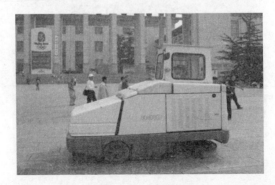

图 2—52　洗地机

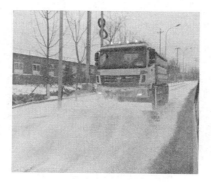

图 2—53　铲雪车

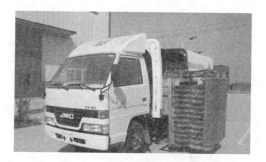

图 2—54　道路围栏清洗车

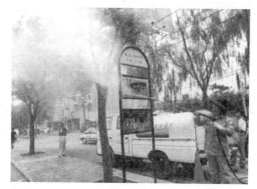

图 2—55　小广告冲刷车（可喷出高压热水或蒸汽）

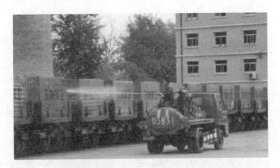

图 2—56　喷药车（可用于消毒、喷洒融雪剂等）

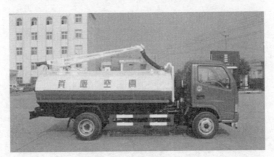

图 2—57　抽粪车

知识链接二

道路清扫保洁新工艺

　　清扫保洁工艺，即为达到卫生质量要求，利用已有的设备设施，组合使用各种清扫保洁手段、方法，对城市街道进行清扫保洁。北京市西城区环卫中心创建了道路清扫保洁新工艺，即24小时"组合作业模式"：宽敞的主路由大、中型机扫车全天候进行清扫，狭窄的自行车道和步道使用轻巧环保的小型机扫车清扫，"两箱一筐快速保洁车"穿梭在机械作业的间隙。整个流程大、小型机械紧密配合，洗刷和清扫配合，实现了全天候、全方位、立体交叉、无缝隙的新作业模式。这种"吸、扫、冲、收"

清扫保洁新工艺，可有效提高道路洁净度，减少路面尘土，已写入 2014 年颁布的北京市地方标准《城市道路清扫保洁质量与作业要求》（DB11/T 353—2014），并在全市范围内推广。

在西城区中南海周边、金融街地区的步道，使用"吸、冲、刷（洗）、拖"的组合作业模式。

（1）吸。利用吸尘车巡回捡拾道路垃圾（见图 2—58），同时采用微型手推式道路保洁机对狭窄的步道和机扫车不易保洁的路面进行吸尘清理，做到干净彻底，有效控制扬尘污染。

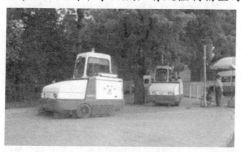

图 2—58 坦能吸尘车吸拾路面尘土和垃圾

（2）冲。夜间水车对步道进行冲洗，白天高压水车对路面进行喷冲，使路面洁净，如图 2—59、图 2—60 所示。

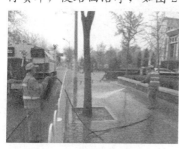

图 2—59 冲刷步道作业

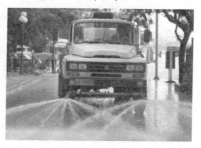

图 2—60 高压水车冲刷路面

（3）刷（洗）。用洗地车清洗路面，降低路面粉尘对空气质量的影响，减少空气中的可吸入颗粒物。另外，利用多功能扫路车加装清洗路面的刷盘，对步道进行刷洗，提高步道洁净程度（见图 2—61）。

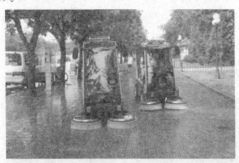

图 2—61　小型洗地车刷洗步道

（4）拖。利用西城区环卫自主研发的获国家专利的"新式电动拖布车"对地面进行反复拖擦，如图 2—62 所示。将机场、宾馆大厅地面的保洁标准用在街边步道上，使人行步道更加洁净明亮，真正达到游人能"席地而坐"的洁净标准。

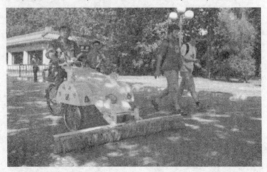

图 2—62　用新式电动拖布车拖刷步道

第三单元　公厕保洁及管理

模块一　认 识 公 厕

公厕是有别于私人家庭专用厕所，供人们在社会上活动时的方便之处。从某种意义上来说，除家庭内部使用以外的、供公众使用的厕所，都可以称为公厕。公厕是必不可少的基础设施，且随着社会经济的发展，文明程度的提高，城乡基础设施的不断完善，公厕的内涵、功能和形象都发生了深刻的变化。

一、公厕的功能

1. 满足人排泄的生理需求

正如人需要饮食以维持生命一样，排泄也是维持人生命的最基本的生理活动。医学专家认为，当人产生便急感的时候，能够忍受的时间约为 7～15 分钟，也就是说，当人一旦产生便急感，必须在 7～15 分钟内找到厕所，否则将会出现令人尴尬的情况，虽然不会危及生命，但涉及个人隐私、自尊，以及对他人的尊重等一系列的社会问题，而且这种生理需求并无一定的规律。所以满足人排泄的生理需求是公厕最基本、也是最重要的功能。

2. 满足一定的社会需求

（1）公厕是一种配合社会生产、消费、文化等活动需求的基础设施。公厕本身就是随着人类社会交往活动频繁，人们外出活动的机会增加，需要在活动场所或途中方便而产生的。没有公厕，大到集会、庆典等社会活动，小到个人出行购物，都会受到很大的影响。

（2）公厕改善了社会环境。"没有厕所，则处处可能成为厕所"，如果一座城市的公厕数量不足且布局不合理，整个城市就会变成一座"大厕所"。公厕使人的排泄场所相对集中，并且便于对排泄物进行集中处理，可以说，公厕的产生，本身就是社会文明的表现。公厕约束了人们的一些不良行为，使人们的社会公德意识得到了提升。

（3）公厕成为提倡良好社会道德的有利载体。例如，在公厕入口处设置残疾人通道，在公厕内设置残疾人专用单间，弘扬了社会关爱残疾人的人道主义精神。

3. 向公众提供多种服务、体现政府服务意识和服务水平

公众在公厕这样一个独特的公共场所停留，会产生与公厕性质相关的更多的服务需求，使政府或公共建筑业主有可能向公众提供更多的服务，也为政府开辟了进一步做好公共服务的窗口。公厕本身是一个私密场所，公众希望利用这个场所进行一些其他的私密活动。如整理衣饰、女士补妆，公厕内配备立式衣镜，就满足了公众的这种需求；公厕内开辟一定的空间，设置休息椅，使公厕增加了临时休息功能；为方便怀抱婴儿的女士如厕，在公厕内设置婴儿托板或小床；在公厕内向使用者免费提供针线、提供公厕周边公共交通等信息的指南等，都是公厕功能的延伸和政府服务意识的体现。

4. 丰富城市文化

公厕虽然不是文化设施，但它含有丰富的文化内涵。公厕的文化属性，表现在它融合了建筑文化、心理文化、地域文化等多种文化，构成了独特的"厕所文化"。例如，公厕是一种建筑设施，公厕建筑可以反映出城市建筑的演变过程，构成了整个城市建筑文化的一个部分。公厕从最初的简易坑位，逐步演变为简易建筑物、独立建筑物，直至现代建筑，记录了城市建筑发展的轨迹。公厕洁具也从便壶、马桶，发展到现代抽水马桶、蹲式洁具等。

二、公厕分类

1. 独立式公共厕所

独立式公共厕所是不依附于其他建筑物的固定式公共厕所，它的周边不与其他建筑物在结构上相连接。依据《城市公共厕所设计标准》（CJJ 14—2016，中华人民共和国住房和城乡建设部），独立式公共厕所按周边环境和建筑设计要求分为一类、二类和三类。一类公厕设置在商业区、重要公共设施、重要交通客运设施、公共绿地及其他环境要求高的区域；二类公厕设置在城市主、次干路及行人交通量较大的道路沿线；三类公厕一般适用于其他街道。

2. 附属式公共厕所

附属式公共厕所是依附于其他建筑物的公共厕所，一般是建筑物的一部分，可以设在建筑物的内部，也可以设在建筑物的邻街一边。

3. 活动式公共厕所

活动式公共厕所是城市公共厕所的重要组成部分，由于城市发展造成某一区域原有公厕不能满足公众如厕需求，又不能或不宜修建固定式公共厕所的地段，以及组织各种大型社会活动人流急剧增加的情况下可设置一定数量的活动式公共厕所，以解燃眉之急，其在保证城市秩序和环境质量方面起到了重要作用。

4. 第三卫生间

第三卫生间是用于协助老、幼及行动不便者使用的厕所间，方便如母子、父女、夫妻、异性服侍行动不便者等如厕时获得照顾而使用的厕所间。第三卫生间除具有无障碍专用厕所的卫生设施外，还增加了婴儿及儿童等卫生设施。为了与男、女厕所间区别，将该厕所间冠以"第三卫生间"的称谓。

5. 环保公厕

随着技术的进步和节约用水的迫切需求，一些环保型公厕陆续投入使用，较常见的有免水打包型、泡沫封堵型、微生物循环水型、小便冲大便型等几种。常见环保公厕性能对比见表3—1。目前技术较成熟、应用较广的环保型公厕是泡沫封堵型，节水量达90%，排污量小，臭味不易散发，运行费用较低。

表3—1　　　　　　　常见环保公厕性能对比

类别	免水打包型	泡沫封堵型	微生物循环水型	小便冲大便型
基本原理	利用机械将粪尿用塑料薄膜打包	利用泡沫对厕盆的出粪口进行封堵，挡住气味及视线	利用循环水冲洗，利用微生物分解粪尿	利用环保药剂对小便除臭，再利用小便对大便进行冲洗粉碎、除臭消毒
冲洗液卫生状况	无冲洗液，臭味较浓	泡沫润盆，润滑作用较好	冲洗液会像茶色，但一般无臭	冲洗液蓝色，无臭
对水源依赖情况	不需要	需要少量水用来发泡	初次需要，定期更换	初次需要，可永不更换
主要耗材及成本构成	塑料袋＋清运费	发泡剂＋清运费	菌种＋电费＋滤膜费等	专用除臭剂费
排出物物理性状	包裹于塑料袋的块状固体和液体	堆积在化粪池内的粪尿	循环槽溢出的循环水及漂浮沉淀物	打成浆并混合均匀的粪尿及除臭剂
排出物指标	未经处理，且塑料袋造成白色污染	可堆肥	分解较彻底，但不排除有害细菌	全面消毒，无害化，可施肥
应用范围	可用于移动厕所和交通工具厕所	可用于固定公厕和移动厕所	移动厕所和固定厕所兼容	可用于移动厕所、固定厕所及交通工具厕所
低温适应性	对严寒天气适应性差，谨防粪桶粪袋冻结	适应性较强	温度低影响微生物活性	已解决冬季防冻问题，适应性极强

三、公厕内常见厕具及设施

1. 厕具

（1）坐便器。坐便器也叫冲水马桶（见图3—1），分为桶盖、桶身、水箱三部分。水箱内有冲水控制装置，桶身下部或后部与下水管连接。如厕人坐在马桶圈上方便，用身体挡住粪便异味，方便完毕按动水箱上的冲水控制按钮将粪便冲走。因此坐便器比蹲式便器异味小。

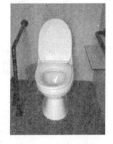

图3—1　坐便器

（2）蹲式便器。蹲式便器也叫蹲坑（见图3—2），分为坑体、冲水装置两部分。冲水装置有的用水箱，有的直接与上水管连接。直接与上水管连接的冲水装置有多种控制装置，有的用红外感应，有的用脚踏板，有的用手动按钮。在我国，蹲式便器的材质目前主要有白陶瓷和不锈钢两种。

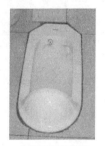
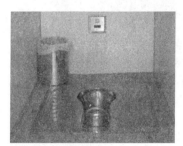

白陶瓷蹲式便器　　　　不锈钢蹲式便器

图3—2　蹲式便器

（3）小便器。只限男厕安装（见图3—3）。

2. 厕内各种其他设施使用方法

（1）红外感应冲水控制器（见图3—4）。如厕人起立后，便器自动冲水。

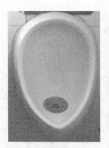
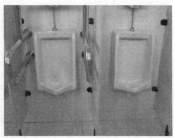

图3—3　小便器

（2）红外感应皂液机（见图3—5）。也叫干式洗手液，伸手到出液口下方，自动流出适量皂液。保洁员可打开方盒上盖添加皂液。

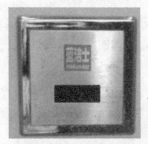
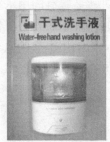

图3—4　红外感应冲水控制器　　　图3—5　红外感应皂液机

（3）红外感应龙头冲水控制器（见图3—6）。伸手到龙头下方，龙头自动出水。

（4）干手器（见图3—7）。洗手后将手放在出风口下方，干手器会吹出热风将手烘干。

（5）洗手液盒（见图3—8）。按动下方的按钮，底部会滴出洗手液。保洁员可打开上方盒盖添加洗手液。

（6）婴儿台（见图3—9）。专为带婴儿的女宾准备，婴儿台平时折叠起来靠在墙上，使用时将其放下，将婴儿放在上面换尿布、整理衣服等。

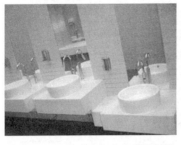
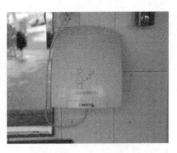

图 3—6　红外感应龙头冲水控制器　　　　图 3—7　干手器

（7）婴儿椅（见图 3—10）。如厕女宾可在短时间内将婴儿放在婴儿椅上。如果如厕时间较长，需要委托他人帮忙照看婴儿椅上的婴儿，以防发生意外。

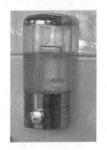
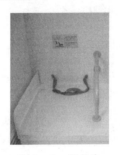
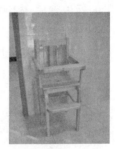

图 3—8　洗手液盒　　　　图 3—9　婴儿台　　　　图 3—10　婴儿椅

模块二　公厕保洁

一、定义

公厕保洁指通过擦拭、刷扫、拖吸、喷除等步骤，实现和保持公厕的干净整洁，给如厕群众打造一个满意的如厕环境。

二、工作特点

公厕保洁是公厕日常工作中最基础、最重要的环节，其中包括基础保洁和随脏随保。比如，擦拭隔板、厕门等属于基础保洁，一般一天擦拭一次即可。收厕纸、拖地等属于随脏随保，厕纸超过纸篓的三分之二时要及时收走，地面有污水时要及时清理干净。

三、具体操作

公厕保洁操作可简单概括成一句话，即"两项准备工作，五步保洁流程"。

1. 准备工作

（1）穿好工作服，工作服须干净整齐，佩戴胸卡。

（2）准备好抹布、长柄尘推、清洁刷、刮刀、拖布、笤帚等工具，准备好洁厕灵、除臭剂、空气清新剂等用品。将"正在清扫"的标识牌放在卫生间门口。

2. 保洁操作

（1）擦拭。按照从上到下的顺序，用长柄尘推擦房顶、墙面、窗台等高处（见图3—11），用抹布、刮刀等清洁铭牌、制度牌、照明灯、洗手器具、面镜（见图3—12）、隔板（见图3—13）、挂衣钩、便器表面、洗手台、干手器等。隔板、坐便器要随脏随擦，厕所门每天擦一次，屋顶、墙面一般每周擦一次即可。

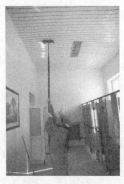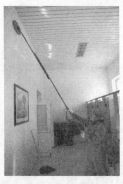

图3—11　用长柄尘推擦房顶及墙壁高处

（2）刷扫。用清洁刷清洗痰迹、粪迹等污物，从上到下将墙裙、隔板、地面、坑口、蹲台、便器内刷洗干净。刷洗便器内部时，先喷洒洁厕灵，然后用清洁刷用力刷洗，最后用清水冲洗。打扫男厕时，还要将小便器刷洗干净，如图 3—14 所示。

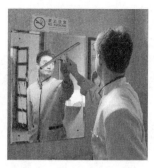

图 3—12　用刮刀清洁镜面

（3）拖吸水污及清理厕纸。用湿拖布随时清理便器周围、地面的积水和污迹（见图 3—15）。

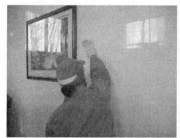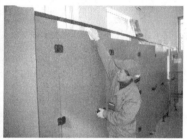

图 3—13　用抹布擦拭墙壁及隔板

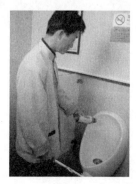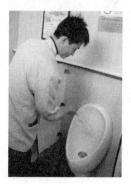

图 3—14　用清洁刷刷洗小便器

及时清理厕纸，厕纸篓内的厕纸不得超过厕纸篓的三分之二，以免溢出（见图3—16）。

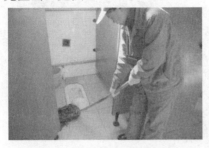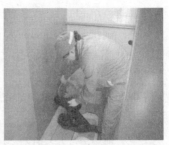

图3—15　用拖布清理便坑周边地面　　　图3—16　清理厕纸

（4）喷除。洒除臭剂或空气清新剂或灭蚊蝇药剂，减少臭味、异味及蚊蝇。如图3—17所示。

（5）整理。收起"正在清扫"标识牌。将工具、剩余的洁厕灵、空气清新剂等放入工具间，归位。

检查水电表，检查厕内设施运行情况，做到心中有数。填写设施运行日常记录（即值班记录）和每日水电登记表，如图3—18所示。

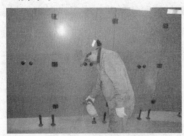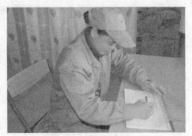

图3—17　喷洒空气清新剂　　　　图3—18　填写工作表

3. 发泡型环保公厕保洁操作

发泡型环保公厕大部分的保洁操作与普通公厕一样，唯一有区别的地方，就是要调节坑位的泡沫。

（1）坑位内泡沫多时，须人工用水冲掉，如图3—19所示。

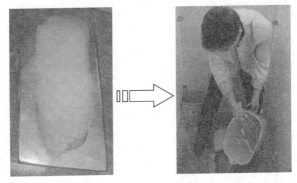

图 3—19　用水冲掉坑位内过多的泡沫

（2）坑位内泡沫少时，按控制箱的发泡开关发泡，如图 3—20 所示。

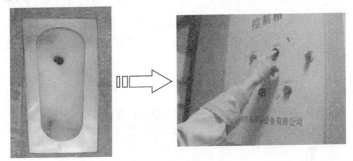

图 3—20　泡沫少时按控制箱的发泡开关发泡

📖 知识链接

公厕保洁质量标准

住房和城乡建设部先后出台了一系列标准和规定，对公厕的保洁管理提出了要求。总的说来，公厕保洁应基本做到：

1. 公厕内地面应保持整洁，粪槽、便槽（斗）和管道应无破损，内外墙应无剥落。

2. 一类公厕应有防蝇、防蚊和除臭设施或措施。

3. 公厕保洁标准应符合下列规定：

（1）公厕内采光、照明和通风应良好，无明显臭味。

（2）公厕内墙面、天花板、门窗和隔离板应无积灰、污迹、蜘蛛网，无乱涂乱画，墙面应光洁，公厕外墙面应整洁。

（3）公厕内地面应光洁，无积水。

（4）蹲位应整洁，大便槽两侧应无粪便污物，槽内无积粪，洁净见底。

（5）小便槽（斗）应无水锈、尿垢、垃圾，基本无臭；沟眼、管道保持畅通。

（6）公厕内照明灯具、洗手器具、镜子、挂衣钩、干手器、冲水设备等应完好，无积灰、污物。

（7）公厕外环境应整洁，无乱堆杂物，保洁工具应放置整齐。公厕四周 3～5 米范围内，应无垃圾、粪便、污水等污物。

（8）蚊蝇滋生季节，应定时喷洒灭蚊蝇药物，有效控制蝇蛆滋生。

（9）公厕内卫生保洁质量控制指标应符合表 3—2 的规定：

表 3—2　　　　　公厕内卫生保洁质量控制指标

项目	一类公厕	二类公厕	三类公厕
纸片（块）	无	≤1	≤2
烟蒂（个）	无	≤1	≤2
粪迹（处）	无	无	无
痰迹（处）	无	≤1	≤2
窗格积灰	无	无	微
臭味（级）	≤0	水厕，≤1	水厕，≤1
		非水厕，≤2	非水厕，≤3
苍蝇（只）	无	水厕，无	水厕，<3
		非水厕，<3	非水厕，≤5
蜘蛛网	无	无	无

模块三 公 厕 消 毒

一、认识消毒液

公厕消毒常用 84 消毒液。84 消毒液为无色或淡黄色液体，其主要成分是次氯酸钠，被广泛用于宾馆、医院、食品加工行业、家庭等的卫生消毒。一般浓度越高，消毒效果越好。

二、84 消毒液的使用方法

84 消毒液有一定的刺激性和腐蚀性，必须稀释以后才能使用。一般按 1∶200 的比例稀释，即 1 000 毫升水中加入 5 毫升 84 消毒液。浸泡时间为 10～30 分钟。

三、公厕消毒操作

1. 准备工作

（1）准备好抹布、拖把或喷壶，以及量杯、消毒桶；准备好 84 消毒液；准备好手套和口罩等其他防护用品。

（2）在公厕门口放置工作指示牌，打开窗户，通风通气。

（3）配制消毒水

将 84 消毒液按照 1∶200 的比例稀释存储在 500 毫升的塑料瓶中，使用时佩戴好橡胶手套等防护用品，避免药剂与皮肤、黏膜直接接触。

2. 消毒方法

（1）擦拭法。对于经常触摸的物体表面，如门窗、隔板、门把手、水龙头等部位，用配制好的 84 消毒水拖擦或擦拭，消毒操作原则为先上后下，先左后右。

（2）喷洒法。先穿戴好防护衣帽；然后将喷洒药品按要求进行稀释，注入喷雾器；最后对准消杀区域进行喷洒。

（3）浸泡法。清洁工具和用品应全部浸没在消毒水中，消毒后应用清水冲洗干净。

3. 消毒操作

依次对马桶（蹲坑）、小便池、洗手池（面盆）、墙壁、地面、角落等按顺序进行消毒。

（1）马桶（蹲坑）、小便池消毒。便池和蹲坑内外喷洒配制好的消毒水（见图3—21），同时用刷子刷净。对马桶还要用浸泡了消毒水的抹布擦拭坐垫和盖板。

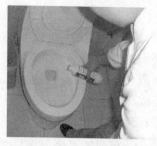

图3—21 喷洒配制好的消毒水

（2）洗手池（面盆）清洗消毒。用水冲洗面盆内、外壁。将配制好的消毒水倒在抹布上，先擦拭内壁后擦拭台面，如图3—22所示。必要时用刷子刷，除去污垢，再用清水冲洗，最后用消毒的干净抹布擦干。

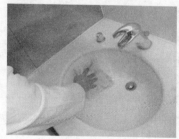
先擦拭盆内壁

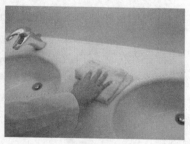
后擦拭台面

图3—22 面盆、洗手盆清洗消毒

（3）卫生间墙壁、地面、角落等清洗消毒。将按浓度要求配制的消毒水倒在清洁抹布上，按照从上到下、从里到外的原则进行擦拭，用清水冲洗干净后，再用消毒的干净抹布擦干。如图3—23、图3—24所示。

（4）整理工具。所用的工具用完后必须经过消毒处理后存放。

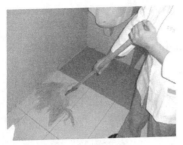 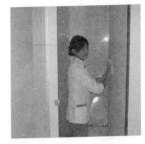

图3—23　用消毒水拖擦消毒地面　　图3—24　用消毒水擦拭消毒墙面

📖 知识链接

小 技 巧

1. 稀释溶剂一点就通

在保洁过程中，洁厕剂或者消毒液往往需要稀释后才能使用。

稀释通常要用到量杯和水桶，在水桶中放入适量的水，用量杯取一定用量的洁厕剂或消毒液倒入水桶，搅拌后使用，切不可先倒药剂后放水。另外，由于洁厕剂大都为酸性，而消毒液主要成分为次氯酸钠，两者混合后会反应生成有毒的氯气，因而勿将洁厕剂与消毒液混用。

2. 清洁镜面、玻璃的好帮手——刮刀

在公厕的使用过程中，镜面是最容易脏的地方之一，保洁要求做到随脏随保。但只要能正确地使用刮刀，就可以轻松地完成镜面清洁。刮刀的操作要领：刮刀与作业面呈一定的角度（操作舒服为宜），按从左到右或者从上到下的顺序操作，玻璃刮每刮一下，就要用布将玻璃刮上的水擦干，以免残留的污水将作业面刮花。操作时要注意作业面的边边角角，不能留有污水痕迹。

模块四　公厕日常管理

在实际工作中，有的保洁员常常感觉公厕保洁工作十分复杂，为了让公厕管理更加规范，作业效率进一步提高，我们特别归纳和总结了公厕日常管理，概括为"一表一流程"。"一表"就是保洁员重点工作安排表；"一流程"就是日常交接班流程，帮助公厕保洁员做好公厕日常管理工作。

一、保洁员重点工作安排表

表3—3是多年保洁工作的经验总结，公厕里有些部位需要随脏随保，有些每天清洁一次，甚至每月清洁一次就行。掌握好这张表格，可以达到事半功倍的效果，省时省力。在实际工作中要灵活掌握，具体情况具体对待。

表 3—3　　　　　　　　保洁员重点工作安排表

周期	部位	次数
	蹲台、蹲坑、坐便器、地面、隔板、小便池、洗手池、镜面	随脏随保
每天	门前	2 次
	坐便扶手	2 次
	纱窗	1 次
	门	1 次
	内墙（手可触摸到的）	1 次
每周	小便池彻底除垢	1 次
	内墙（高处）	1 次
	屋顶	1 次
	不锈钢件保养	1 次
	男、女厕标识牌	1 次
每月	外墙擦拭	1 次

二、交接班流程

接班之前要穿工作服、佩戴胸牌。准备好保洁工具及简单维修工具。

1. 接班

（1）检查交班人员的设施运行日常记录（即值班记录）和每日水电登记表。

（2）检查粪井是否跑冒（见图 3—25），如有跑冒迹象，立即打电话向上级管理部门报告，并在粪井恢复正常之前关闭公厕。

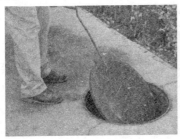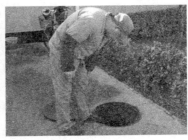

图 3—25　检查粪井是否跑冒

（3）检查门窗是否完好，灯具是否能正常使用，上下水管及水龙头是否有跑、冒、滴、漏的现象。

2. 保洁操作

保洁的同时检查设施是否正常。

3. 补充物品

及时补充洗手液、卫生纸、擦手纸等消耗品。

4. 交班

（1）填写设施运行日常记录（即值班记录）和每日水电登记表。

（2）白天下班人员向接班人员交班。

（3）夜间下班人员关闭空调、排风扇等电器设备，关闭门窗。

（1）节约用水。如发现每日用水量突增，应马上检查上水管和水龙头是否有跑冒点，及时报告维修部门前来修复。发现使用公厕水洗衣服、洗车或从公厕打水运出使用的现象，应马上制止。如制止无效，应打电话报告上级管理部门。

（2）节约用电、安全用电。禁止在公厕内私拉电线，私接电器设备。

三、环保公厕日常管理

以常见的发泡型环保公厕为例，要定期在水箱中添加泡沫剂，如图3—26所示。以容积20升的水箱为例，一周添一次泡沫剂（500～600毫升），可供4 000～5 000人次使用。如何判断是否需要添加泡沫剂呢？正常的泡沫应是稠密的小泡，能够覆盖蹲式便器内部表面，能将粪便顺利地润滑冲走。如果泡大、沫少、滑动慢，就表示需要加泡沫剂了。

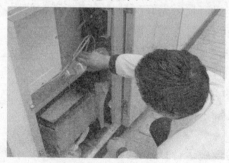

图3—26　添加泡沫剂

突发情况处置方法

1. 发现上水管跑水

应先判断跑水点前端阀门位置，并立即关闭该阀门，然后拨打保修电话，告知现场情况。如果跑水点前端阀门是该公厕总阀门，应关闭总阀门，同时关闭公厕，在门外设置"故障待修"标识牌。如跑水点位于上水管分支，只需关闭分支上的阀门，同时关闭与该分支水管相连的厕位，其他厕位照常使用。

2. 夜间照明灯不能正常使用

应立即开启应急灯，并报告上级管理部门，询问是否是供电中断。如果是，只需等待供电恢复；如果不是，应马上断开电闸，更换灯泡或灯管。如更换灯泡或灯管后仍不能正常照明，则应立即报修。故障排除后，应将应急灯复位。

3. 公厕发生火灾

应先判断火势，如火势很小，应立即招呼公厕内群众离开，同时立即使用厕内灭火器灭火，之后清理现场，向上级管理部门报告情况；如火势大，应立即指挥厕内群众撤离，同时拨打火警电话"119"，然后打电话报告上级管理部门。电话求助后，在保证自身安全的情况下，断开电闸，并使用灭火器控制火势。灭火后，清理现场。

4. 发现不明物品

当在公厕中发现有不明物品且长时间无人认领时，应立即报告上级管理部门；如该不明物品有刺激性气味或其他危险迹象，应立即拨打报警电话"110"，报告公安机关。

模块五 公厕服务

一、做好公厕服务

保洁员的工作包括保洁和服务，这里面包含两层含义：首先，保洁是针对公厕的，保洁员要把公厕打扫和整理得干净、温馨；第二层意思就是服务，服务的对象就是到公厕的大众，服务水平的高低主要体现在细节上，比如要面带微笑，多使用文明礼貌用语，见到老人扶一把等。具体归纳为一句话：服务态度显"四心"，礼仪做到"三服务"，特殊服务"四个一"，在实际工作中能够做到这句话，就可以说达到非常高的服务水平了。

1. 服务态度显"四心"

"四心"就是热心、细心、耐心和虚心。热心是对需要帮助的群众热心地提供帮助和方便；细心是主动细致地关注群众和周边环境的情况，并及时采取相应措施；耐心是要对产生误会的群众耐心解释，努力化解矛盾；虚心是要虚心接受群众提出的意见，有则改之，无则加勉。

2. 礼仪做到"三服务"

服务礼仪的'三服务'，不仅要牢记，更重要的是体现在工作当中。微笑服务，站立服务，多语服务，用微笑和蔼的态度接待每一位群众，用站立的姿势迎送群众，用普通话和简单的英语、手语等接待不同的群众。

3. 特殊服务"四个一"

即搀一把、问一声、望一下、送一程。看见有行动不便的群众，比如老人或者孕妇进门，保洁员要及时上前，询问是否需要帮忙；对神态有异的群众，能关切地询问并给予力所能及的帮助；对于用厕时间过长的群众，要探问一声，关心其是否需要帮助，征得同意后，在其如厕完毕出厕位时，搀扶送出门。

二、为坐轮椅的老人提供如厕服务

如厕人需要帮助的原因，大部分都是身体行动不便或对公厕内设施不熟悉。此处以为坐轮椅的老人提供如厕服务为例，介绍服务的规范流程。公厕服务的技能、程序大致相同，希望公厕保洁员能灵活应用，在实际工作中慢慢体会，积累经验。

1. 迎接

面带微笑问好，主动询问是否需要帮助（见图3—27）。

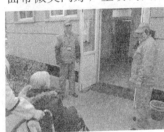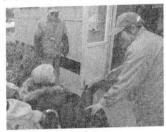

图3—27　主动询问是否需要帮助

2. 入厕帮助

征得老人同意后，上前帮助推轮椅。将老人扶入厕间，在坐便器上坐稳（见图3—28）。

3. 等候

关上厕间门，在外等候（见图3—29）。

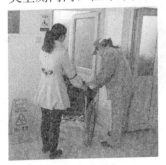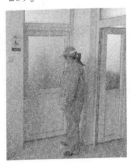

图3—28　保洁员帮助老人推轮椅　　图3—29　保洁员在门外等候

4. 离厕帮助

征得老人同意后，打开厕间门，坐便器冲水，将老人扶起，放到轮椅上。

5. 引导

推老人到洗手池处洗手（见图3—30），并帮助老人使用干手器烘干双手或用纸擦干双手，如图3—31所示。

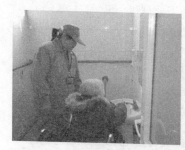
图3—30　帮助老人洗手

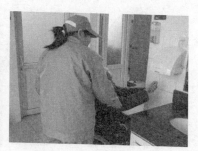
图3—31　帮助老人烘干双手

6. 微笑告别

帮助老人推轮椅出公厕门，微笑告别，如图3—32所示。

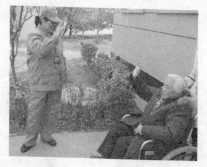
图3—32　和老人微笑告别

📖 知识链接

常用英语短句和手语

1. 常用英语短句

(1) How are you? 您好!

(2) Good morning/afternoon/evening. 早上好/下午好/晚上好。

(3) May I help you? 我可以帮助您吗?

(4) You are welcome. 不客气。

(5) Sorry. 对不起。

(6) Thank you. 谢谢。

(7) This way, please. 这边走。

(8) Bye-bye. 再见。

2. 常用手语

(1) 你好!

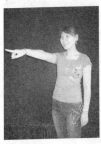
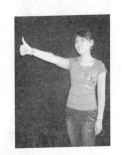

你：一只手伸出食指指   好：一只手伸出拇指
向对方

(2) 很高兴见到你。

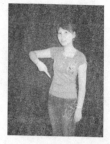 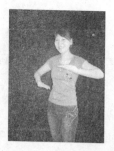 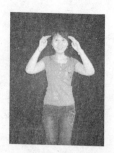

很：一只手拇指抵
于食指根部，指尖向
左，向下一顿

高兴：双手横伸，
掌心向上，在胸前上
下交替移动

见：双手伸出食
指、中指，由两侧向
中间移动

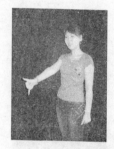 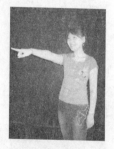

到：一只手伸出拇指、
小指，指尖朝前，向前移
动并顿一下

你：一只手伸出食指指
向对方

（3）谢谢！

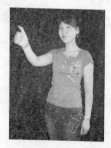

一只手伸出拇指并弯动两下

（4）乐意帮助。

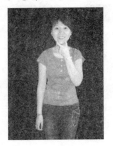
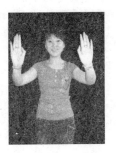

乐意：一只手伸出拇指、
食指，指尖在下颌处点两下

帮助：双手直立，掌心
向外，挥动两下

（5）对不起！

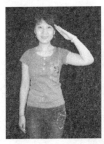
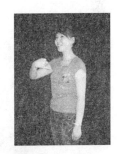

敬礼后伸小指点两下胸部

（6）没关系。

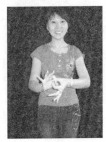
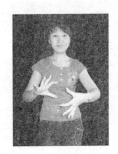

双手拇指、食指相捏并套环，再放开

（7）您需要帮助吗？

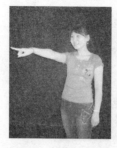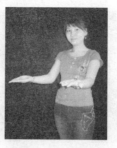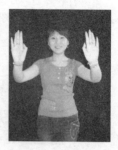

您：一只手伸出食指指向对方　　需要：一只手平伸，掌心向上，向内移动两下　　帮助：双手直立，掌心向外，挥动两下

（8）您要去哪里？

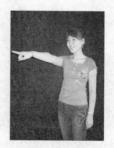

您：一只手伸出食指指向对方

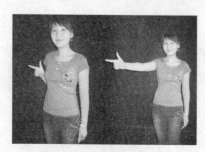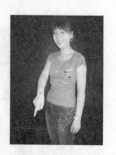

要去：一只手伸出拇指、食指，指尖朝前，向前移动一下　　哪里：一只手伸出食指向下任意点两下

（9）这边请。

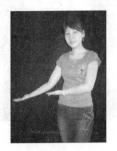

双手掌心向上，侧身示意行进方向

（10）跟我来。

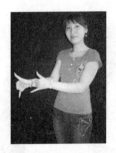

双手伸出拇指、小指，指尖朝前，一前一后向前移动

（11）小心地滑。

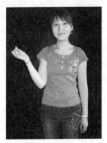 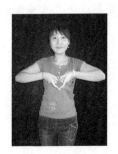

小：一只手拇指捏住小　　心：双手拇指、食指搭
指指尖　　　　　　　　　成"心"形贴于胸部

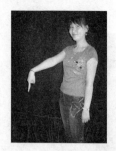 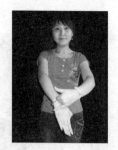

地：一只手食指朝下一
指

滑：左手平伸，掌心向
下；右手伸出拇指、小指
置于左手背，向指尖滑动

（12）再见。

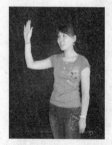 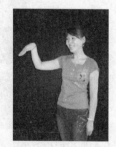

举起手，挥动两下

（图片来自于北京市西城区环境卫生服务中心奥运知识培训教材之奥运手语手册）

第四单元　生活垃圾的收集、清运

模块一　城市生活垃圾的收集和清运

生活垃圾是固体废弃物的一部分，其管理过程包括垃圾的收集、清运、转运和最终处置多个环节（见图4—1）。其中垃圾的收集和清运是环卫保洁员的重要工作之一，垃圾的转运和最终处置由市政环卫部门统一管理和负责。垃圾的处理直接影响到人们的工作环境和生活环境。随着垃圾管理工作思路的改变，垃圾从

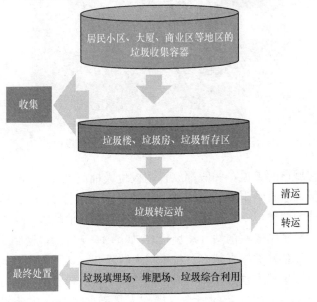

图4—1　城市地区生活垃圾的管理全过程

原来注重末端处理，变成更加注重源头分类和资源化利用。管理的前置对环卫保洁员提出了更高的要求，例如，环卫保洁员要掌握垃圾分为哪几大类，如何进行分类收集、分类清运等。

一、垃圾的收集容器、工具及垃圾分类

1. 垃圾收集工具

生活垃圾分类收集指从垃圾产生的源头开始，将生活垃圾按不同的类别分开和收集。各类垃圾收集容器和工具包括垃圾箱（桶）、环卫三轮收集车、环卫专用手推车等。

（1）分类垃圾箱（桶）。在城市社区，一般都放置一组分类垃圾桶，如图4—2所示，通过颜色和标识来区分。蓝色的为可回收物，绿色的为厨余垃圾，灰色的为其他垃圾。环卫保洁员应先将垃圾分类，再投入相应的桶中。

图4—2　在城市居民区放置的分类垃圾桶

在城市的街道，一般都放置钢板垃圾桶（见图4—3），桶身为钢板，耐日晒雨淋，耐磕碰，易清理。通过标识来区分垃圾，主要分为两类：一类是可回收物，另一类是其他垃圾。

（2）密闭式清洁站（垃圾楼）。如图4—4所示，密闭式清洁站由于设备种类越来越多、技术越来越复杂，每天收集和运输的生活垃圾量越来越多，相关工作人员需要具备较多的技能，如管理人员需要掌握一定的概念，操作人员需要具备一定的操作技能，维修人员需要具备设备维修保养技能，同时相关工作人员还

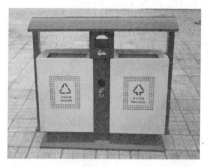

图4—3 在城市街道放置的分类垃圾桶

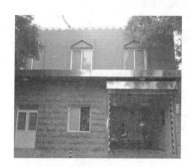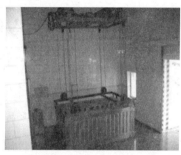

图4—4 密闭式清洁站

需要具备污染防控技能及安全应急技能等。因此，这类工作人员一般都由专业技术人员担任。

（3）环卫收集车或者手推车。常见的垃圾收集车是三轮车，在比较发达的城市还有电动垃圾收集车、分类垃圾收集车等。环卫收集车或者手推车要定期清洗消毒，每半年维护保养一次。

2. 垃圾的分类

（1）可回收物。指再生利用价值较高，能进入废品回收渠道的垃圾。可回收物标志如图4—5所示。可回收物主要包括纸类、金属、塑料、玻璃等，可通过物资回收系统回收利用，减少污染，节省资源。

纸类：包括报纸、书本纸、包装用纸、办公用纸、广告用

可回收物
Recyclable

纸类制品　塑料制品　玻璃制品　金属制品

图 4—5　可回收物标志

纸、纸盒等。但是要注意纸巾和厕纸由于水溶性太强不可回收。

塑料：包括各种塑料袋、塑料泡沫、塑料包装、一次性塑料餐盒餐具、硬塑料、塑料牙刷、塑料杯子、矿泉水瓶等。

玻璃：包括玻璃瓶和碎玻璃片、镜子、灯泡、暖瓶胆等。

金属：包括易拉罐、铁皮罐头盒、牙膏皮等。

布料：包括废旧衣服、桌布、毛巾、布包等。

（2）厨余垃圾。指能腐烂的垃圾。厨余垃圾标志如图 4—6 所示。厨余垃圾主要包括：剩菜剩饭、菜梗菜叶、动物骨骼内脏、茶叶渣、水果残余、果壳瓜皮、废弃食用油、家庭养植的花草树木等修剪下来的落叶、茎干等。在工作过程中可能还会见到餐厨垃圾。这两类垃圾的共同点是容易腐烂，二者的区别见本单元模块二的"知识链接"。

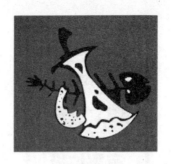

厨余垃圾
Kitchen Waste

菜帮菜叶　　剩菜剩饭　　瓜果皮核　　废弃食物

图 4—6　厨余垃圾标志

（3）有害垃圾。指含有有毒有害化学物质的垃圾。有害垃圾标志如图 4—7 所示。有害垃圾主要包括：电池（高汞高镉蓄电池、纽扣电池等）、废旧电子产品、废旧灯管和灯泡、过期药品、过期日用化妆品、染发剂、杀虫剂容器、除草剂容器、废弃水银温度计、废油漆桶、废打印机墨盒、硒鼓等。这类垃圾需要由专门的回收公司来回收，不进入环卫的收集渠道。

目前，有害垃圾没有设立专门的垃圾回收装置，且有害垃圾归口行政主管部门是环保部门，因此不属于环卫部门的清运范畴。

（4）其他垃圾。指除去可回收物、有害垃圾、厨余垃圾之外的所有垃圾的总称。其他垃圾标志如图 4—8 所示。其他垃圾主要包括：受污染和无法再生的纸张（纸杯、照片、复写纸、压敏

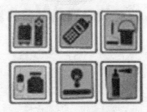

图 4—7　有害垃圾标志

纸、收据用纸、明信片、相册、卫生纸、尿片等）、受污染或不可回收的玻璃、受污染的塑料制品和塑料袋、废旧衣物及其他纺织品、破旧陶瓷品、妇女卫生用品、一次性餐具、贝壳、烟头、灰土等。

3.北京市生活垃圾的分类标准

目前没有全国统一的垃圾分类标准。北京市的分类标准是：居住小区的生活垃圾分为厨余垃圾、可回收物、其他垃圾三类；宾馆饭店、党政机关等单位生活垃圾分为餐厨垃圾、可回收物、其他垃圾三类；公共场所、办公场所生活垃圾分为可回收物、其他垃圾两类。

二、垃圾的收集和清运

环卫保洁工作中，垃圾的收集主要指垃圾从垃圾桶到垃圾车

其他垃圾
Other Waste

食品袋（盒）保鲜膜（袋） 废弃纸巾 废弃瓶罐

图4—8 其他垃圾标志

的过程，垃圾的清运主要指从垃圾车到密闭式垃圾清洁站（也称垃圾楼）的过程。如果垃圾处理不当，不仅影响美观，还容易产生异味，滋生各种细菌、害虫，严重影响人们的健康。

1. 工作特点

（1）对做好源头分类的垃圾，要对应分类进行收集，如可回收物直接进入再生资源回收系统，厨余垃圾和其他垃圾也要分开收集，这样可以调动和保护城市居民进行垃圾源头分类的积极性。

（2）对没有做好源头分类的垃圾，一般要由环卫保洁员进行二次粗分，之后再进入市政环卫的垃圾处理环节。在本环节中，居民小区的垃圾收集和清运的难度最大，因此以居民小区为例，介绍垃圾的收集和清运。

2. 具体操作

（1）准备工作。穿好工作服，戴好手套和口罩。准备好车辆、黑色塑料袋、扫帚、铁锹等工具。

（2）分类清运。在居民小区，一般可回收物、厨余垃圾、其他垃圾三个垃圾桶成组摆放。对于可回收物，将垃圾桶内可以回收的废弃物分类捡出，装入垃圾袋，运送至可回收物的暂存区。对于厨余垃圾，要分情况对待，如果小区内有就地处理设施设备，就将厨余垃圾收集并运送至设施附近等待处理；如果没有就地处理设施设备，则统一运送至密闭式垃圾清洁站，等待市政管理部门的餐厨垃圾运输车辆运走。对于其他垃圾，将垃圾转移至垃圾车上，再运往密闭式垃圾清洁站，等待市政管理部门的其他垃圾运输车辆运走，再重新铺好新的垃圾袋。铺新的垃圾袋应将垃圾袋口完全张开，袋口反卷5厘米折贴在垃圾桶外沿，再盖好垃圾桶的盖子。

（3）清理现场。完成收集和清运工作后，要及时清理现场，保证现场干净。

（4）其他注意事项

1）垃圾收集工作通常在清晨或傍晚进行，基本上要做到日产日清，垃圾不落地，同时尽量不影响居民的日常生活。

2）垃圾收集容器位置应该合适，摆放整齐，方便居民投放，垃圾收集容器应该没有残缺、破损，封闭性好，内外容器壁干净。严禁将敞口垃圾收集容器摆放在市政道路边，不准设置敞口垃圾池。收集点及其周围应整洁，无散落的垃圾和存留的污水。

3）垃圾桶和垃圾车要尽量每天清洗消毒一次，消毒方法请参照第二单元。

三、垃圾暂存区的管理

1. 卫生标准

（1）地面上无散落的垃圾、污渍、污水。

（2）墙面无黏附物，无明显污迹。

（3）应该当日垃圾当日清运。

（4）所有垃圾应该堆放在堆放点，做到合理、卫生、四周没有散落的垃圾。

（5）可回收物应该另行存放。

（6）垃圾集中地应保持干净，每日定时喷洒药物，防止发生虫害。

（7）垃圾工具房每周定期消毒。

2. 其他注意事项

（1）垃圾暂存区一般要设在方便运输、方便管理、方便分装和不妨碍居民生活的地点。

（2）垃圾暂存区设备设施的外部一定要清洗干净，并按顺序整齐摆放好，垃圾存放处周围不能有零星的垃圾和流淌的污水，并且要定时喷洒除臭剂、杀虫剂和消毒剂等。

四、垃圾的转运

垃圾从单位或者小区内部垃圾集中场地外运到地方市政管理部门指定的垃圾处理场，这一工作一般是由专业队伍负责。垃圾外运后，环卫保洁员要及时清扫内部垃圾集中场地，并将垃圾容器擦洗干净、摆放整齐。垃圾转运应注意以下几点：

1. 城市生活垃圾应采取密闭方式进行转运，禁止敞开式运送垃圾。

2. 在垃圾运输过程中无垃圾扬、撒、拖挂和污水滴漏。尚在使用的吊桶式垃圾车应加盖，不得超高超载、挂包运输垃圾；垃圾压缩车应加装污水收集装置，在垃圾转运站装运垃圾时，应将污水箱的排污口打开，将污水排放干净，出站前再将排污水口关上，防止沿途洒漏；定期检测车辆密封性能，集装箱式垃圾车应定期更换密封条，确保密封构件完好，不洒漏污水；在垃圾处理场卸完垃圾后，应将污水箱的污水排放干净，并对车辆进行清洗。

3. 运输垃圾应尽量避开上下班高峰期。装卸垃圾应符合作业要求，不占道、不妨碍交通，不得乱倒、乱卸、乱抛垃圾；在居民住宅附近的垃圾站装运垃圾时，应尽量避开早晨、中午休息时间，作业时注意降低噪声。

4. 垃圾运输车辆应车容整洁，车况良好，车牌号码完整，车门喷印清晰的单位名称，车顶无乱焊铁架等现象。

5. 运输作业结束，应将车辆清洁干净并停放到指定地点。

📖 知识链接

常见的与垃圾运输相关的机械车辆

与垃圾运输相关的机械车辆包括垃圾压缩车、收集车、集装箱车等，这些车对驾驶员素质及技能均有较高的要求。垃圾运送到垃圾楼后，环卫部门会用吨位较大的垃圾压缩车（见图4—9）、单臂吊车（见图4—10）、卡车（见图4—11）等运输车辆将垃圾运输到指定的垃圾转运站。

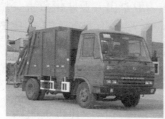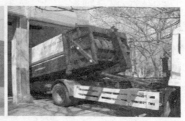

图4—9 垃圾压缩车

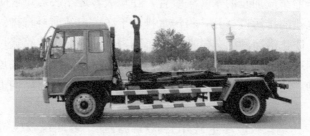

图4—10 单臂吊车

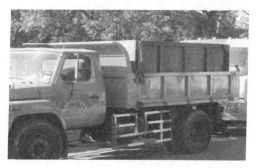

图 4—11　卡车

模块二　农村地区生活垃圾的源头分类、收集和运输

一、农村地区生活垃圾的分类和处理目标

农村地区生活垃圾是指农村居民在日常生活中产生的丧失原有利用价值或虽未丧失利用价值但被抛弃或者放弃的固态、半固态的物品。

农村生活垃圾人均日产生量为 1.5～2.1 千克，不同地区不同季节垃圾的产生量和性质不同。与城镇垃圾相比，农村垃圾的灰土含量高，有机物含量低，热值低。产煤区农村垃圾的灰土含量也远大于非产煤区农村。

1. 分类

农村地区的生活垃圾按照最大效益地开发利用垃圾的目标可以分为五大类：

（1）厨余垃圾。主要包括农户日常生活中产生的厨余垃圾，家畜粪便，进入农院的废弃农作物、秸秆、树叶等。这种垃圾适宜于利用微生物进行发酵处理，并制成肥料。

（2）灰土垃圾。主要包括炉灰、扫地（院）土、拆房（墙）土等，用于生产砌块砖。

（3）可再生垃圾。主要包括废旧金属、废旧塑料、废旧纸类、废旧织物、废旧橡胶、废旧玻璃等。

（4）可燃垃圾。主要包括各类坚果皮屑、废旧木屑、不能成为材料的树枝等。

（5）有害垃圾。主要包括各种灯管、灯泡、废旧电池、农药瓶、油漆桶，以及卫生网点的医疗垃圾等。

2. 处理目标

农村生活垃圾处理的目标应该是在技术经济合理的条件下，实现农村生活垃圾处理的减量化、资源化、无害化，特别是农村生活垃圾资源化率最大化应该成为垃圾处理的主要目标。资源化率最大化包括两个方面的含义：一是尽可能地对垃圾资源实行梯度开发利用；二是尽可能地对垃圾资源按照价值最高或符合循环经济要求的方式利用。越来越多的人开始转变思维：不应再将垃圾视为讨厌的"废弃物"，而是将它视为可以利用的资源。

二、农村地区生活垃圾的收集

农村地区垃圾收集普遍采用 240 升的垃圾桶、垃圾池或地撮站。这些垃圾收集容器相对集中在村口或街口，往往因为消毒措施不到位、消毒不及时、清运不及时，极其容易滋生蚊蝇，成为新的污染源。在垃圾源头分类和资源化利用模式下，首先要废弃传统的大型公共垃圾桶和垃圾池，将收集工作前置，从每户居民开始，从源头进行分类收集。

1. 垃圾的收集

（1）收集工具。每户居民配备三桶三袋，如图 4—12 所示。

1）三个垃圾桶。包括一个铁质的桶，用于装煤灰等灰土垃圾；两个钢化塑料桶，其中一个装厨余垃圾（湿垃圾），一个装可再生垃圾（干垃圾），如各种包装物、瓶子等。

2）三个编织袋。一个装有害垃圾，如废旧电池、灯管等；

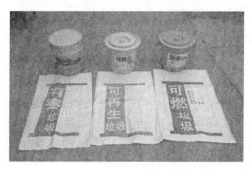

图 4—12　每户居民配备三桶三袋

一个装生物质垃圾，如榛子壳、核桃皮等；一个装可再生垃圾，与可再生垃圾桶配套使用。可再生垃圾由于量小，不能天天回收，所以，桶装满了以后，可以把可再生垃圾装入可再生垃圾袋中暂时储存。

（2）收集车辆

1）车辆选择的原则。一是成本低，符合环保的原则；二是机动车辆不能太大、太高，要能走街串巷，方便拐弯，保证农民倒垃圾能够"够得着"；三是平原、山区可有不同的选择；四是厨余垃圾车要密闭、不遗撒。

2）车辆配备的标准。根据以上原则，平原地区可以选用人力三轮车、电瓶车、燃料车；而山区由于坡度大，农（居）民居住分散，最好选用燃料机动车。

用人力车的村庄，可以根据村庄大小灵活掌握；用机动车的村庄，500～1 000 人的村庄，可配备一辆厨余垃圾车、一辆灰土垃圾车；1 000～2 000 人的村庄，可配备一辆厨余垃圾车，两辆灰土垃圾车；2 000 人以上的村庄，配备厨余垃圾车和灰土垃圾车各两辆；500 人以下的村庄，可就近与 2～3 个村子联合，配备厨余垃圾车和灰土垃圾车各一辆。

（3）收集流程和方法。

1）日常生活中，全体农（居）户必须按要求将垃圾分好类，并分别存放于政府提供的"桶"或"袋"中。

蔬菜根茎叶、剩菜剩饭、各类鲜瓜果皮核等存放至厨余垃圾桶中。煤灰、炉灰、扫地（院）土等存放在灰土垃圾桶中。废旧塑料、废旧金属、废旧玻璃、废旧纸类、废旧织物、废旧橡胶等存放在可再生垃圾袋中。核桃等干果皮壳，进院的树枝、废木、木屑，各类骨、刺及其他可燃物都存放至可燃垃圾桶或可燃垃圾袋中。废旧灯管、废旧电池、废旧油漆桶、废水银温度计、过期药品等存放在有害垃圾袋中。

2）每天由专人驾驶流动垃圾收集车，定时、流动、分类收集垃圾。针对不同类垃圾，采用不同的收集方式。

定时收集就是在每天或者每月相对固定的时间段收集垃圾。上门收集是指由环卫保洁员定点上门收集居民生活垃圾，然后运送至附近的垃圾暂存区域。

对于厨余垃圾和灰土垃圾，由农户每天定时定点送至流动垃圾车或者村集中投放点，再由环卫保洁员分类运输至集中存放点；对于可再生垃圾、可燃垃圾和有害垃圾，可以因地制宜地根据产生量由农户每月一次或者每半月一次卖给村废品回收员，由废品回收员分别存放在村废品回收点或镇废品回收站，可再生垃圾可由在镇里集中进行深加工或外销至正规的废品回收渠道，可燃垃圾集中送至镇/村秸秆气化或秸秆压块生产场，有害垃圾需要封存或统一运至有资质的处理单位进行处置。图4—13所示清晰地描述了农村地区生活垃圾分类投放后，各类垃圾的收集和运输模式。

2. 居民投放垃圾的方法

农民清倒垃圾时，不是用塑料袋打包，而是用统一的垃圾桶直接将垃圾倒在垃圾车上，如图4—14所示。这样，可以大大减少垃圾袋的使用量，既使农民节省了开销，减少了资源浪费，又有利于环境保护。

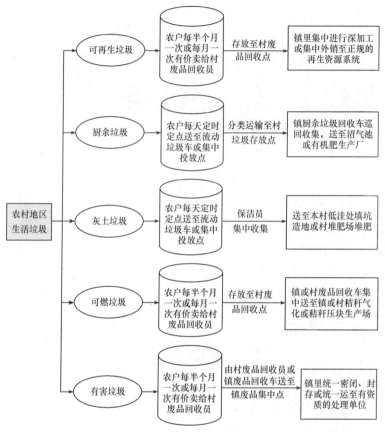

图 4—13　垃圾源头分类、资源化利用模式中垃圾的收集和运输

3. 全部垃圾都有价收集

在收集农村生活垃圾时，除灰土垃圾外，全部生活垃圾都进行作价回收。通过作价收集垃圾，可引导农民对生活垃圾进行认真分类，并激励农民自觉地在家里和家外收拣垃圾。

因此，农村地区的环卫保洁员还承担着垃圾分类知识的普及和宣传工作。

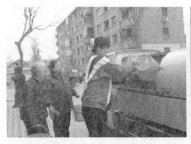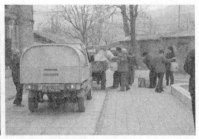

图 4—14　农村居民通过可循环利用的垃圾桶，有秩序地
将厨余垃圾和灰土垃圾倒入分类回收车

4. 垃圾的清运

结合定时收集和定点收集，在农村地区生活垃圾源头分类和资源化利用模式下，各类垃圾分别运送至相应的回收点，再进行资源化利用。在此过程中的操作要点及注意事项和城市地区生活垃圾的步骤和方法相同。

📖 知识链接

各类垃圾的区分

1. 建筑垃圾

建筑垃圾指建设单位、施工单位新建、改建、扩建、拆除各类建筑物、构筑物，城市道路、公路施工等，以及居民装饰装修房屋过程中所产生的弃土、弃料以及其他废弃物。

2. 餐厨垃圾和厨余垃圾

餐厨垃圾指从事餐饮经营活动的机关、部队、学校、企事业等单位集体食堂在食品加工、饮食服务、单位供餐等活动中产生的食物残渣、食品加工废料和废弃食用油脂。其中，废弃食用油脂是指不可再食用的动植物油脂和油水混合物。

厨余垃圾指家庭中产生的菜帮菜叶、瓜果皮核、剩菜剩饭、废弃食物等易腐性垃圾。

第五单元　绿地和水域的清洁保洁

模块一　绿地的清洁与保洁

住宅小区中心花园、街头绿地、公园、城市绿化带等组成了城市的绿地系统。绿地的草坪、花卉、树木养护一般归园林部门负责，清扫保洁工作主要由环卫保洁员承担。绿地清扫保洁的工作内容较多，包括花草树木的残枝败叶清理，铺装地面清扫，垃圾桶、座椅、草坪灯、园林小品等的擦拭保洁。

一、绿地清洁与保洁基本概念

1. 绿地清洁

绿地清洁是指使用绿地落叶吹风机、扫帚、笢子等工具对绿地进行全面清洁。即清扫草坪、林下、地面铺装，将生活垃圾、残枝败叶等清理、集中（见图5—1、图5—2），运送至临时垃圾堆放点或垃圾楼，并用铲子、钢丝球、抹布等清理垃圾桶、座椅、园林小品、草坪灯表面。

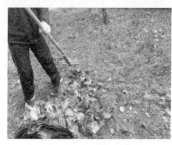 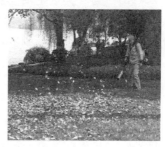

图5—1　使用笢子清理草坪　　图5—2　使用绿地落叶吹风机吹扫落叶

2. 绿地保洁

绿地保洁是指使用垃圾捡拾器、长夹子、背斗等工具捡拾草坪、林下、地面铺装上的垃圾、残枝败叶。即将清洁作业后随时出现的垃圾捡拾干净或进行局部清扫，保持绿地清洁。同时擦拭清洁作业后的垃圾桶、座椅、园林小品、草坪灯上随时出现的明显污渍。

二、绿地清洁工作特点

1. 清洁对象多

清洁对象包括草地、林下、园林道路及小广场、座椅、垃圾桶、草坪灯、园林小品等。座椅、草坪灯和园林小品的材质多样，如石材、木质、玻璃钢、不锈钢、亚克力等，进行表面清洁时既要注意安全，又要方法得当，不损坏清洁对象。

2. 季节性强

春季，万物复苏，草坪开始泛青，树木开始发芽，此时绿地当中的垃圾以生活垃圾为主，如塑料、纸、宠物粪便等；夏季，植物生长旺盛，草坪和树木修剪频繁，绿地垃圾以杂草、修剪下来的草末和残枝败叶为主；深秋、初冬，树叶开始脱落，这时绿地中的垃圾以落叶为主。

因此，绿地保洁中面对的垃圾可以分为两大类：一类是绿化养护产生的垃圾杂物，主要源自绿化修剪、绿化补植、除杂草等（见图5—3）。另一类是生活垃圾，如食品包装袋、纸巾、果皮果核等（见图5—4）。这就要求保洁员做好垃圾分类，以便末端的分类处理。倡导将草末、树叶就地堆肥处理。

三、绿地清洁与保洁操作

1. 绿地清洁步骤及方法

（1）准备

1）保洁员要统一着装、佩戴胸牌，仪容仪表整洁端庄，穿具有反光标志的背心。

2）工具：笤帚（图5—5）、扫帚、捡拾器、背斗、钢丝球、

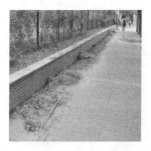
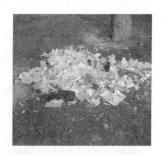

图 5—3　绿化养护产生的垃圾　　　图 5—4　绿地中的生活垃圾

抹布、喷壶等。

　　笆子：用来收取分散的枝叶，而不影响植物的生长。笆子有竹制的和铁（钢）制的，但作用基本相同。

　　扫帚：可以用普通竹扫帚，但用园林专用扫帚（见图 5—6）更好。专用扫帚的手柄可伸缩，与地面接触部分采用塑料丝，软硬适度，坚固耐用。

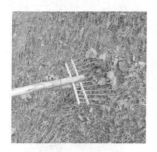
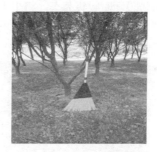

图 5—5　笆子　　　　　　图 5—6　塑料丝园林专用扫帚

　　捡拾器：用于夹起烟头、纸屑等小块垃圾。

　　（2）清洁操作

　　1）第一步：清理草地和林下。按照"从左到右，先边角、后中央"的原则，用笆子清除杂草、枯枝及修剪下的园林垃圾，收集成堆，如图 5—7 所示。

　　用扫帚和捡拾器清扫、捡拾分散的、遗漏的垃圾，如图 5—

8 所示。

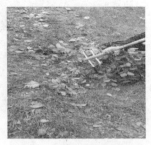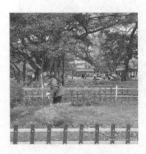

图 5—7 用筢子将草地、林　　图 5—8 用扫帚清扫草地
下的垃圾收集成堆

将成堆的垃圾收集装车。装车时注意垃圾分类，分类运送到临时堆放点或垃圾楼。有就地堆肥设施的，将草末、树叶、果皮果核运送至堆肥设施。

2）第二步：清扫道路铺装、小广场。用扫帚配合背斗的方法将垃圾随时收集装车，将尘土扫入草地或林下。如图 5—9 所示。

3）第三步：擦拭座椅、园林小品草坪灯。擦拭垃圾桶。如图 5—10 所示。

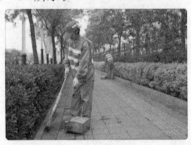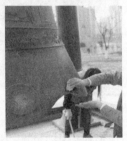

图 5—9 清扫园林道路、小广场　　图 5—10 擦拭园林小品

4）第四步：将绿地外围 2～5 米范围内清扫干净。

（3）其他注意事项

1）保洁工作要与园林工人的养护工作相互配合。如园林工人剪草、剪枝、除杂草操作后，保洁员进行绿地保洁；保洁员发现危险树枝或发现园林小品、草坪灯损坏时，应及时通知园林养护部门进行修复；园林工人对绿地打药、浇水后，保洁员应暂时不进入绿地。

2）绿地清洁时应注意避让游人，将作业工具收放在明显的位置，注意看管，避免伤到游人。

3）绿地中各种清洁对象的清洁频率不必相同。如草地可以三天清洁一次，垃圾桶可以五天清洁一次，园林小品可以三十天清洁一次，根据实际情况制定清洁频率即可。

4）绿地清洁的垃圾主要包括：可堆肥垃圾，如草末、树叶、花瓣、果皮果核等；其他垃圾，如食品包装袋、纸巾、较大的树枝等；危险废弃物，如农药药瓶、药袋等。这些垃圾应进行分类处理，可堆肥垃圾提倡就地堆肥处理（见

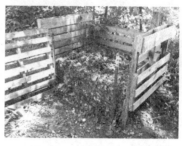

图5—11 绿地里的堆肥栏

图5—11），其他垃圾和危险废弃物由环卫部门清运走。严格禁止就地焚烧垃圾。

5）绿地作业时，应尽量避免动物（蛇、宠物、毒蜂）咬伤等伤害。

6）清洁绿地时应不损坏花草树木。

2.绿地保洁步骤及方法

（1）准备

1）保洁员要统一着装、佩戴胸牌，仪容仪表整洁端庄，穿具有反光标志的背心。

2）工具：扫帚、捡拾器、背斗、长竹竿、钢丝球、抹布、喷壶等。

（2）保洁操作

1）捡拾草地里、林下和道路铺装、小广场的垃圾，如图

5—12 所示。

　　2）擦拭掉座椅、草坪灯、园林小品、垃圾桶上随时出现的污渍，使其保持清洁。

　　3）发现树上、高杆园灯上有塑料袋等垃圾时，用长竹竿将其清除掉，如图 5—13 所示。这项操作俗称"打树挂"，经常在春季和冬季进行。

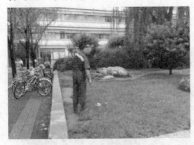 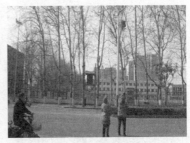

图 5—12　用捡拾器捡拾草　　　图 5—13　清除挂在树上的垃圾
　　　　　地里的垃圾

（3）其他注意事项

　　1）绿地里应无鼠迹和蚊蝇滋生地，发现鼠洞要及时堵塞。

　　2）绿地里垃圾桶应及时清运，保证不满冒。

模块二　水域的清洁与保洁

　　城市水域是城市的有机组成部分，在自然生态系统中发挥着纽带作用，水域环境的养护可促进城市可持续发展。保持水域环境的整洁和美观，对提升城市形象和提高居民生活质量具有重要的作用和意义。

　　城市水域有着明显的地域差别，一些沿海、沿江城市如重庆、上海、广州、青岛等水域面积很大，水运发达，水域垃圾相对复杂；而对于一些内陆城市，如北京、石家庄等，水域面积小，基本没有水运行业，水域垃圾相对简单，以一般生活类垃圾及水生植物为主。

水域环境卫生作业是城市水环境卫生管理的一项重要内容。在南方的城市中，水域清洁保洁工作由环卫部门承担；在北方的城市中，该工作多由水务管理部门承担。

一、水域保洁基本相关概念

1. 水域环境卫生作业及水域环境养护保洁员

由水域环境卫生作业队伍对城市水域范围的船舶、单位和个人所产生的废弃物进行清除、收集和处置；对城市景观、取水口、娱乐场所等水域的漂浮物进行清除、回收和打捞；或将城市生活垃圾从中转码头运送到处置场地的水上装卸运输作业。

专业从事水域环境卫生作业的人员为水域环境养护保洁员。其职业定义为：使用专用养护工具，从事水面、滩涂、护坡堤岸等城市水域环境的废弃物清除、打捞、溢油清污，河岸设施养护，以及河段作业管理等工作的人员。

考虑到各地城市水域的差别，水域环境卫生作业复杂程度差异较大，本书只讲解最基本的水域清洁保洁技能，即水面漂浮物清除打捞作业技能。

2. 水域的清洁保洁作业

本书对于水域的清洁保洁限定在水面漂浮物清除打捞范围内，并将水域的清洁保洁理解为同一个操作过程，可简称为水面保洁作业。具体包括：人工巡回打捞作业（见图5—14）、作业船巡回打捞作业（见图5—15）和拦截打捞作业。

二、水域的清洁保洁作业工作特点

1. 有一定的危险。无论是人工巡回打捞还是作业船巡回打捞，都有溺水的危险，需要配备救生衣等救生设备。

2. 受季节影响较大。春季和冬季，水面漂浮物以生活垃圾为主；夏季以水草为主；秋季以落叶为主。北方城市冬季水面结冰，不适宜进行打捞作业。

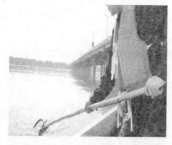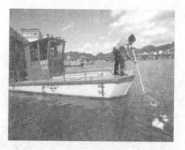

图 5—14　人工巡回打捞作业　　图 5—15　作业船巡回打捞作业

3. 受天气影响较大。风力情况对打捞作业影响最大，风力大于 3 级时，不适宜进行打捞作业；风力大于 5 级时，严禁进行打捞作业。

三、水域清洁与保洁操作

1. 人工巡回打捞作业

（1）准备

1）保洁员着工装，佩戴胸牌，穿好救生衣和防滑鞋。

2）工具：长柄捞斗（见图 5—16）、铁锹和叉把（见图 5—17）、人力垃圾车等。

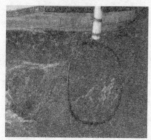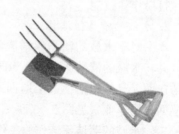

图 5—16　长柄捞斗（一般柄长 5 米左右）　　图 5—17　铁锹和叉把，用来将打捞物装入人力垃圾车

（2）打捞操作

1）两脚一前一后临水站立，重心落在后脚上，身体侧向来水方向。与前脚同向的手握在捞斗手柄靠前位置，与后脚同向的

手握在捞斗手柄靠后位置，如图5—18所示。

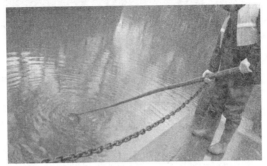

图5—18　打捞时的站立姿势和握捞斗姿势

2）身体微微前倾，迎水流方向拦截漂浮物，身体重心始终落在后脚。

3）将捞斗里的垃圾倒在岸上。用铁锨和叉把装车。

（3）其他注意事项

1）打捞上来的垃圾临时堆放时应避开岸边道路，避免造成道路湿滑。

2）应避免顺水流追垃圾打捞。

2．作业船巡回打捞操作方法

（1）准备

1）保洁员着工装，佩戴胸牌，穿好救生衣和防滑鞋。

2）工具：打捞船、长柄捞斗、叉把等。

（2）打捞操作

1）保洁员手持长柄捞斗，站在船首甲板上扫视水面，发现漂浮物后立即报告驾驶员；当船缓速驶近漂浮物后，使漂浮物顺水而下，然后进行打捞，把漂浮物打捞到舱内，如图5—19所示。

2）装载进船舱的打捞物要在四个方向基本摊匀（见图5—19），并把散落在甲板上的残留物铲入舱内，再把甲板清扫干净。

3）返航途中垃圾舱必须遮盖起来，扎紧四周绳扣。卸垃圾

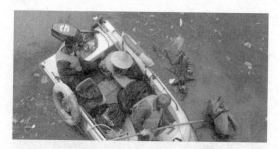

图 5—19 船减速靠近漂浮物时进行打捞作业

时，必须系牢艉艏横缆；在扫清舱内残留物后，按要求放置好打捞工具。

（3）其他注意事项

1）打捞船必须按时保养、维修，保持良好状态。

2）打捞船应配备救生圈（见图 5—19）。机动打捞船应配备灭火设备。

3. 拦截打捞操作方法

（1）准备

1）保洁员着工装，佩戴胸牌，穿好救生衣和防滑鞋。

2）工具：聚集筏（见图 5—20）、围栏（或围网或拦截绳索，见图 5—21）、长柄捞斗等。

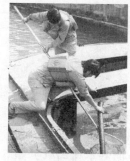

图 5—20 水面漂浮物聚集筏

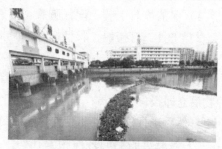

图 5—21 拦截水面漂浮物的拦截绳索

水面漂浮物聚集筏很像是水上的垃圾桶，两边的门会根据水位涨落自动开启或关闭，垃圾或浮萍等水生植物进入聚集筏就出不去了。

（2）拦截打捞步骤及方法

1）第一步：布设聚集筏或围栏等拦截设施。保洁员按照岗位分工，使用索具、钢丝绳等器材将聚集筏固定在沿岸适当的位置；或将围栏等拦截设施两端固定在驳岸、码头或停泊船之间形成拦截。

2）第二步：打捞被拦截的漂浮物。保洁员操纵小型作业船，定时对聚集筏或围栏等拦截设施进行巡回清理，将被拦截的漂浮物打捞并清运到岸上。

3）第三步：整理保洁拦截设施。保洁员发现拦截设施有漂浮物吊挂时，应及时清理；发现拦截设施有损坏时应及时更换或维修。

（3）其他注意事项

1）清理聚集筏时，必须先将作业船缆绳系好。

2）清理聚集筏时，应将筏内漂浮物清除干净，避免水流或风向转变时漂浮物倒流出聚集筏。

3）清理围栏、围网或拦截绳索处的漂浮物时，应将船速降至最低，沿拦截物缓慢行驶，打捞被拦截漂浮物。

📖 知识链接一

救生设备的使用

1. 救生衣穿着方法

环卫保洁员进行水域清洁保洁作业时，一般穿着普通救生衣即可。其穿着方法如图5—22所示。

（1）第一步：把救生衣套在颈上，将长方形浮力袋置于身前，系好领口的带子。

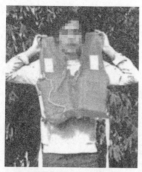

①将救生衣套在颈上，
两方形浮力袋在胸前

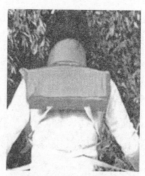

②将救生衣的两根缚带
向后交叉

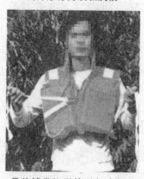

③将缚带拉到前面穿过带环
扎紧，并扎紧头部缚带

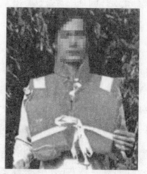

④穿好救生衣式样。右角有电池
灯拉线，左肩部有呼救哨一支

图5—22 普通救生衣穿着方法

　　（2）第二步：将左右两根缚带分别穿过左右两边的扣带环，绕到背后交叉。

　　（3）第三步：再将缚带穿过胸前的扣带环并打上死结。

　　注意：救生衣上会有一支口哨，供落水者求救时使用。

　　2. 救生圈的使用方法

　　救生圈是水上救生设备，通常用软木、泡沫塑料或其他比重较小的轻型材料制成，表面包上帆布、塑料等。

　　游泳圈不是救生圈，千万不能作为救生用具使用。游泳圈与救生圈执行的国家标准是不一样的，救生圈起救生作用，具有很多附属功能；而游泳圈被定义为水上玩具，执行的只是玩具标准。

保洁员进行打捞作业时，一旦不慎落水，应大声呼叫或吹响救生衣上的口哨求救。同伴发现后应立即就近取救生圈并迅速抛向落水者附近的水面，具体的方法是：面向落水者，从上风向抛下救生圈，如图5—23所示。落水者先抓住把手索，然后双手同时向下压住救生圈的一侧，使救生圈竖起，手和头顺势钻入圈内，再将救生圈夹在两腋下面，保持头部高于水面，身体浮于水中，等待救助，如图5—24所示。

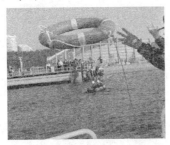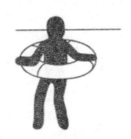

图5—23　面向落水者，从上风向抛下救生圈

图5—24　借助救生圈在水中等待救助的正确方法

如果在作业船停泊过程中有人落水，此时最好抛下带浮索的救生圈。落水者攀住救生圈后，船上人员收回浮索，将落水者拉至船边。

📖 知识链接二

特殊水面漂浮物的清除

城市水域会有一些特殊漂浮物，如油污、水草。这些特殊漂浮物的清除需要使用特殊材料、工具或设备，一般由环卫行业外的专业作业队伍承担。环卫保洁员只需了解相关知识即可。

1. 水面油污

水面油污的清除有两种方法：用吸油材料吸附（见图5—25）或用消油剂清除（见图5—26）。

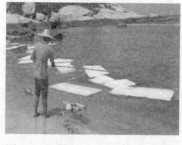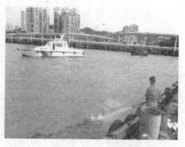

图5—25 使用吸油毡吸附水面油污　　图5—26 向水面油污喷洒消油剂

2. 水草

常见的需要打捞的水生植物有水葫芦、浮萍、藻类，俗称水草。由于其生命力强、繁殖速度快，能迅速覆盖水面，造成污染。

水草清除作业船（见图5—27）是清除水草的专业设备，船上配有链式传送器和水草压缩机，用来打捞、传送水草至船舱，并挤压掉水草中的水，压缩水草体积。

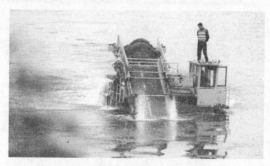

图5—27 水草清除作业船

水域保洁船分类及特点

1. 游艇式水面机械清扫船（见图5—28）

（1）船舶外型美观，很像旅游观光艇，船上作业机具及收集的废弃物不外露。

（2）船舶航行作业时，舷外10米处噪声低于70分贝。具备封闭式废弃物储存舱。

（3）船舶打捞、储存、转运过程全面实行机械化作业，单船每小时航扫面积大于2.7万平方米（水葫芦打捞作业能力，每小时大于8立方米），配备高压冲洗设备，具备夜间作业能力。主要适用于大面积无障碍水面废弃物巡回清扫打捞作业。

2. 综合废弃物收集船（见图5—29）

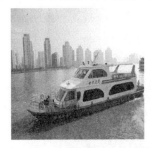 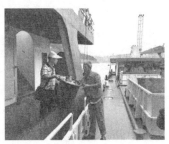

图5—28　上海"世纪之光"号清扫船是电动的游艇式水面机械清扫船

图5—29　综合废弃物收集船上的环卫工人正在接收游船上产生的垃圾

（1）船舶外型美观，与周边环境相协调。

（2）船舶航行作业时，舷外10米处噪声低于70分贝。具备封闭式、分类废弃物储存舱，并具备渗滤液、清洗污水自行收集功能。

（3）船舶配备废弃物储存舱，具有收集、储存、清运过程全面实行集箱化作业功能；配备封闭的生活污水储存舱、收集容器清洗设备，且具备夜间作业能力。主要适用于游艇、水上巴士、码头等场所产生的废弃物的回收作业。

3. 应急抢险船（见图5—30）

（1）船舶外型美观，与周边环境相协调。

（2）船舶航行作业时，舷外10米处噪声低于70分贝。

（3）船舶航速每小时26千米以上，配备先进的指挥、通信、导航定位系统及消油剂等污染、泄漏事故应急抢险处置设施设备；主要适用于突发性污染事件应急响应、指挥处置、保洁作业巡查。

4. 玻璃钢巡回保洁船（见图5—31）

（1）船舶外型美观，无视觉污染，与保洁区域环境相协调。

（2）船舶航行作业时，基本无噪声污染。具备封闭式废弃物储存舱。

（3）船舶具有作业灵活、轻巧、噪声低的特点，动力采用进口汽油发动机。主要适用于外围延伸水域的船舶、码头夹档及拦截区等处聚集漂浮污染物保洁作业。

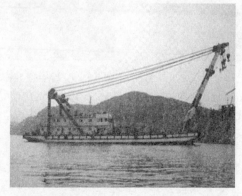

图5—30　行驶在长江上游的应急抢险船

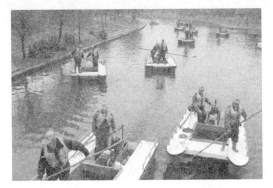

图 5—31　正在进行水面保洁作业的玻璃钢巡回保洁船

培训课时建议

一、培训目标

通过培训，培训对象能够掌握环卫保洁的基本技能，能够胜任环卫保洁员的工作。

1. 理论知识培训目标

（1）了解环卫保洁员职业道德和环卫保洁工作特点、目的、意义。

（2）了解环卫保洁对象及工作要求。

（3）掌握环卫保洁工作内容及质量标准。

2. 操作技能培训目标

（1）掌握各种保洁工具及用品的使用方法。

（2）掌握道路、公厕、绿地、水域等的保洁操作步骤及方法。

（3）掌握垃圾收集、清运的操作步骤及方法。

二、建议培训课时安排

总课时数：76 课时。

理论知识课时：22 课时。

操作技能课时：54 课时。

具体培训课时分配见下表。

培训课时分配表

培训内容	理论知识课时	操作技能课时	总课时	培训建议
第一单元 岗位认知	6	2		
模块一 环卫保洁工作范围、特点及意义	1			**重点：**环卫保洁员职业道德、职业卫生及安全生产常识
模块二 环卫保洁员职业道德	2		8	**难点：**环卫保洁员主要工作内容、自救与他救
模块三 环卫保洁员应知法律常识	2			**建议：**自救与他救技能采取现场模拟演练方式
模块四 环卫保洁员职业卫生及安全生产常识	1	2		
第二单元 城市道路清扫保洁	4	20		**重点：**人工清扫路面、清洁垃圾桶
模块一 人工清扫与保洁	2	14	24	**难点：**扫路车操作 **建议：**理论结合实操授课，在实操现场完成教学。按照"讲解—演示—学员模仿—纠错—再模仿"的流程进行培训，直至达到操作要求
模块二 机械清扫	2	6		

培训内容		理论知识课时	操作技能课时	总课时	培训建议
第三单元	**公厕保洁及管理**	4	12		
模块一	认识公厕	1			**重点**：公厕保洁及消毒操作
模块二	公厕保洁		4		**难点**：水表及电表读数以及应急处置
模块三	公厕消毒		3	16	**建议**：理论结合实操进行现场授课。水表、电表读数结合实物进行培训，各种突发事件采用现场模拟演练的方式培训
模块四	公厕日常管理	2	2		
模块五	公厕服务	1	3		
第四单元	**生活垃圾的收集、清运**	4	8		**重点**：垃圾收集及清运操作
模块一	城市生活垃圾的收集和清运	2	4	12	**难点**：垃圾分类 **建议**：理论结合实操授课，在实操现场完成教学。按照"讲解—演示—学员模仿—纠错—再模仿"的流程进行培训，直至达到操作要求
模块二	农村地区生活垃圾的源头分类、收集和运输	2	4		

培训内容	理论知识课时	操作技能课时	总课时	培训建议
第五单元 绿地和水域的清洁保洁	4	12		**重点：**绿地和水域清洁操作
模块一 绿地的清洁与保洁	2	6	16	**难点：**水域作业安全设备使用及应急救护 建议：理论结合实操授课，在实操现场完成教学。按照"讲解—演示—学员模仿—纠错—再模仿"的流程进行培训，直至达到操作要求。使用救生设备进行实操演练
模块二 水域的清洁与保洁	2	6		
总计	22	54	76